JN047223

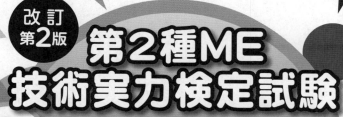

改訂第2版

第2種ME 技術実力検定試験

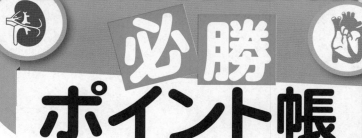

必勝 ポイント帳

編集 **中村藤夫**
新潟医療福祉大学 医療技術学部 臨床技術学科 教授

石田 等
日本医療科学大学 保健医療学部 臨床工学科 教授

MEDICAL VIEW

Point Book for Certificate Examination for Biomedical Engineering (Class 2), 2nd edition
(ISBN 978-4-7583-2055-9 C3047)

Editors: NAKAMURA Fujio
ISHIDA Hitoshi

2016. 7. 10   1st ed
2022. 1. 10   2nd ed

© MEDICAL VIEW, 2022
Printed and Bound in Japan

Medical View Co., Ltd.
2-30 Ichigayahonmuracho, Shinjyukuku, Tokyo, 162-0845, Japan
E-mail   ed@medicalview.co.jp

序文

　近年，医療技術の進歩に伴い，医療現場・研究施設における高度医療・検査機器は多岐分野に渡り，なくてはならない存在となりました。2007年に厚生労働省から改正医療法「医療機器安全管理責任者の配置義務」，その翌年には「医療機関等における医療機器の立ち合いに関する基準」等が施行され，医療機器のシステム安全管理は随時見直されてきました。さらに，その後の生体医工学分野は目覚ましい発展をとげ，医療現場業務と教育内容との見直しや，メディカルスタッフのカリキュラム改訂が行われ，2019年には医師の働き方改革を進めるためのタスク・シフト/シェアの推進に関する検討会が発足いたしました。また，メーカーサイドでは高度管理医療機器等の講習会を開催しており，医療現場・研究施設と一体的な関係を構築することで，医療機器の重要性への理解と確かな生体医工学技術者の必要性が切望されています。

　『第2種ME技術実力検定試験 必勝ポイント帳』は『第2種ME技術実力検定試験 マスター・ノート』の姉妹本として2016年6月に刊行いたしました。その改訂版である本書では，初版刊行後に実施された試験の出題傾向や，改正が行われたJISの内容を反映させています。また，初版同様「第2種ME技術実力検定試験」で特に頻出する内容を簡潔にまとめ，イラスト，表を積極的に用いてわかりやすく解説いたしました。さらに，就学者用に重要語句は赤字で示し，付録の暗記用赤シートで隠しながら学習することが可能となっています。項目ごとに新たに関連したオリジナル問題も掲載していますので，初学者に近い，何から手を付けてよいかわからない学生さんにぜひ手に取っていただきたい1冊です。

　本書は，「第2種ME技術者」を目指す方はもちろんのこと，臨床工学技士養成校の学生さん，医療現場で活躍されている医師・看護師・臨床検査技師等の医療従事者，企業で開発・製造・販売・修理等に携わっている方にとっての初心者版「マスター・ノート」として活用されることを期待しています。

　発刊にあたり，本書編集にご協力くださったメジカルビュー社のスタッフの方々に深く感謝いたします。

2021年11月

中村藤夫
石田　等

執筆者一覧

編集

中村藤夫	新潟医療福祉大学 医療技術学部 臨床技術学科 教授
石田　等	日本医療科学大学 保健医療学部 臨床工学科 教授

執筆者（掲載順）

畑中啓作	岡山理科大学 理学部 応用物理学科 教授
丸野　透	新潟医療福祉大学 医療技術学部 臨床技術学科 教授
佐藤秀幸	国際メディカル専門学校 副校長
小林克明	国際メディカル専門学校 教務部 教務部長
出渕靖志	四国医療工学専門学校 臨床工学学科 副校長
遠藤宏和	神戸総合医療専門学校 臨床工学科 教育主幹
阪本壮志	神戸総合医療専門学校 臨床工学科
髙橋良光	新潟医療福祉大学 医療技術学部 臨床技術学科 准教授
鶴田陽和	前 北里大学 医療衛生学部 基礎医学部門 教授
堀　和芳	帝京科学大学 生命環境学部 生命科学科 臨床工学コース 准教授
吉田秀義	新潟医療福祉大学 医療技術学部 診療放射線学科 准教授
石田　等	日本医療科学大学 保健医療学部 臨床工学科 教授
小野　等	新潟医療福祉大学 医療技術学部 臨床技術学科 講師
工藤剛実	東北文化学園大学 工学部 臨床工学科 准教授
丹下佳洋	九州保健福祉大学 生命医科学部 生命医科学科 准教授
砂子澤　裕	九州保健福祉大学 生命医科学部 生命医科学科 講師
右田平八	九州保健福祉大学 生命医科学部 生命医科学科 准教授
池上喜久夫	千葉科学大学 危機管理学部 保健医療学科 准教授
追手　巍	新潟医療福祉大学 医療技術学部 臨床技術学科 教授
落合　晃	日本医療科学大学 保健医療学部 臨床工学科 教授
川村宏樹	新潟医療福祉大学 医療技術学部 臨床技術学科 准教授
中村藤夫	新潟医療福祉大学 医療技術学部 臨床技術学科 教授

目次
CONTENTS

略語一覧

1 電磁気学

》 電場

- [ ] 2つの静電荷 q_1, q_2 間にはたらく力の大きさ F [N] は，電荷間の距離を r[m]とするとき比例定数を k として，クーロンの法則 $F = k \dfrac{q_1 q_2}{r^2}$ [N] で表される　※空間の誘導率を ε とすると $k = 1/(4\pi\varepsilon)$ となる

- [ ] 同符号の静電荷の間には斥力が，異符号の静電荷の間には引力がはたらく

- [ ] 静電荷 q にはたらく力を $\vec{F}$ とするとき，$\vec{E} = \dfrac{\vec{F}}{q}$ [V/m] をその点における電場といい，$\vec{F}$ を連続的に結んだ線を電気力線という

- [ ] 電気力線は正電荷から出て負電荷または無限遠に吸い込まれ，空間のある場所における電場の向きを表し，その密度は電場の強さを示す

図1　静電荷の間にはたらく力の向きと電気力線（電荷の量が同じ場合）

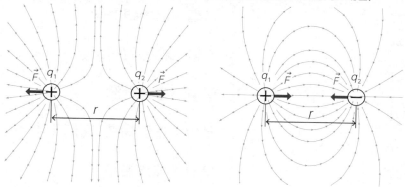

- [ ] ある点における電場 $\vec{E}$ はまわりの静電荷のつくる電場をベクトルとして加え合わせたものである

- [ ] 静電シールド：空間を電気伝導率の大きい物質で囲むと，導体の内部に電場が存在しないので，外部の電場を遮蔽することができる

》 磁場

- [ ] 右ねじの法則（図2）：電流を直進させると，磁場は電流を右ねじの進む向きとしたときの，ねじを回す向きである（右手親指を電流方向にしたときに他の指が示す向き）

□ 真空中の無限に長い直線電流 I [A] は，電線との距離 r [m] の円周上に大きさ $B = \dfrac{\mu_0}{2\pi}\dfrac{I}{r}$ [T] の磁場をつくる。μ_0 は真空の透磁率とよばれる定数である

□ 真空中の半径 r [m] の円電流 I [A] は，中心に大きさ $B = \dfrac{\mu_0}{2}\dfrac{I}{r}$ [T] の磁場をつくる。この磁場の向きは円電流の接線方向に流れる直線電流のつくる磁場と同じである

□ 電荷 q の荷電粒子が磁場 $\vec{B}$ の中を速度 $\vec{v}$ で運動するとき，電荷に作用する力は $\vec{F} = q\vec{v} \times \vec{B}$ で表される

□ この力をローレンツ力とよび，磁場と速度のなす角を θ とすると大きさは $F = q|\vec{v}||\vec{B}|\sin\theta$，向きはフレミング左手の法則（中指から親指へ電（流）磁（場）力）で与えられる

□ 無限に長い平行電流 I_1 [A]，I_2 [A] 間にはたらく力の大きさ F は，電線間の距離を r [m] とするとき比例定数を k として，$F = k\dfrac{I_1 I_2}{r}$ [N] で表される

図2 右ねじの法則

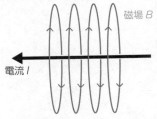

親指を電流の向きとして磁場の向きは？

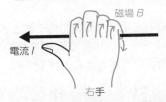

右手

図3 電流のつくる磁場

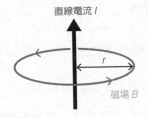

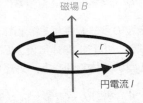

円電流 I

図4 動いている電荷（電流）に磁場が及ぼす力

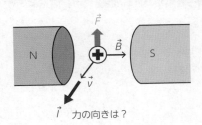

力の向きは？

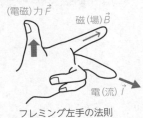

フレミング左手の法則

□ 同方向に流れる電流間には引力が，反対方向に流れる電流間には斥力がはたらく　※直線電流のつくる磁場（図3上）とローレンツ力（図4）から理解する

図5　平行電流間に作用する力

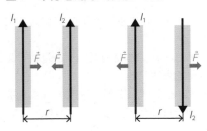

□ 磁気シールド：空間を透磁率の大きい物質で囲むと，外部からきた磁場はその物質のなかを透過するので，内部に相対的に磁場の小さい空間をつくることができる（外部から内部空間への磁場の影響を減らせる）

》 電磁波

□ 電場と磁場は互いに直交し，同位相で進行方向に垂直な向きに振動する横波である

電磁波の伝搬速度　$c = \dfrac{1}{\sqrt{\epsilon\mu}}$ [m/s]

電磁波の伝搬速度（真空中）　$c_0 = \dfrac{1}{\sqrt{\epsilon_0\mu_0}} \approx 3 \times 10^8$ [m/s]

※ ϵ：媒体の誘電率 [F/m]，μ：媒体の透磁率 [H/m]
※ ϵ_0：真空の誘電率 [F/m]，μ_0：真空の透磁率 [H/m]

□ 電磁波のうち波長が 100μm より長いものを電波，短いものを光とよぶ
□ 電磁シールド：導体に侵入した電磁波はうず電流により減衰するので，空間を厚い導体で囲むと，外部からの電磁波を遮蔽することができる

 真空中の一直線上にA，B，Cの3点がある。A点に＋1 [C]，C点に＋9 [C] の電荷があるとき，AC間の距離を4 [m] とすると，B点の電荷にはたらく力が釣り合うAB間の距離 [m] はいくらか。

1.　0.4
2.　1.0
3.　2.0
4.　3.0
5.　3.6

正解 2

2 直流回路

》 オームの法則

□ オームの法則

$$V = IR, \quad I = \frac{V}{R}, \quad R = \frac{V}{I}$$

※ V：電圧 [V]，I：電流 [A]，R：抵抗 [Ω]

□ 直列接続の合成抵抗：$R = R_1 + R_2 + \cdots + R_n$

□ 抵抗を直列接続したときの電圧と電流：全抵抗に流れる電流は等しく，各抵抗にかかる電圧の比は抵抗値の比と等しい

● $V_1 : V_2 : \cdots : V_n = R_1 : R_2 : \cdots : R_n$

□ 並列接続の合成抵抗：$\dfrac{1}{R} = \dfrac{1}{R_1} + \dfrac{1}{R_2} + \cdots + \dfrac{1}{R_n}$

□ 抵抗を並列接続したときの電圧と電流：全抵抗にかかる電圧は等しく，各抵抗に流れる電流の比は抵抗値の逆比と等しい

● $I_1 : I_2 : \cdots : I_n = \dfrac{1}{R_1} : \dfrac{1}{R_2} : \cdots : \dfrac{1}{R_n}$

》 電圧計・電流計の内部抵抗と測定倍率変換

□ 理想的な電圧計は内部抵抗 $r =$ 無限大，電流計は内部抵抗 $r = 0$

□ 測定倍率変換：電圧計は直列抵抗（倍率器 R），電流計は並列抵抗（分流器 R）

図1　内部抵抗をもつ電圧計・電流計の等価回路と，倍率器・分流器の配置

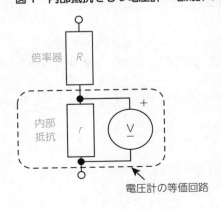

電圧計の等価回路

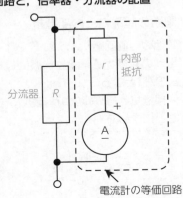

電流計の等価回路

□ 電圧計の内部抵抗 r [Ω]，最大測定値 V [V] のとき $R = (N-1) r$ の倍率器で N 倍
□ 電流計の内部抵抗 r [Ω]，最大測定値 I [A] のとき $R = \dfrac{r}{N-1}$ の分流器で N 倍
□ 内部抵抗 r [Ω] の電流計で電圧 V [V] を測定するときは，$R = \dfrac{V}{I} - r$ を直列接続

》 ブリッジ回路（図2）

□ ブリッジ回路の平衡条件：$R_x \cdot Q = P \cdot R$

- P，Q，R が既知であれば，未知抵抗 $R_x = \dfrac{P \cdot R}{Q}$

□ 平衡条件：cd 間の電圧 $V = 0$，電流 $I = 0$（cd 間は断と等価）
□ 平衡条件での合成抵抗値：P と R_x 直列，Q と R 直列の 2 つを並列接続

図2　ブリッジ回路と平衡条件での等価回路

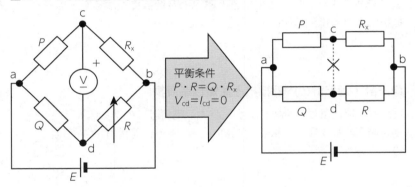

平衡条件
$P \cdot R = Q \cdot R_x$
$V_{cd} = I_{cd} = 0$

》 電池の起電力と内部抵抗

□ 電池の等価回路：起電力 E [V] の電池に内部抵抗 r [Ω] が直列接続
□ 電池の起電力 E：開放状態にして電圧計で測定した値が，そのまま起電力 E [V] となる
□ 内部抵抗 r：既知の負荷抵抗 R を接続したときの両端電圧 V_R と E との差をもとに求める

$$r = \left(\dfrac{E}{V_R - 1} \right) R \text{ [Ω]}$$

※ E：起電力 [V]，R：負荷抵抗 [Ω]，V_R：R の両端電圧 [V]

》 電池が複数含まれる回路の電圧と電流（分岐の有無で区別）

☐ 分岐無：合計電圧は電池が直列なら加算，対向なら減算する。電流は加減
　算した最終電圧を抵抗値の合計で割り算して算出

☐ 分岐有（キルヒホッフ則）：分岐点を基準点と定めて，電流総和＝0（電流
　則），閉回路ごとの電池電圧＝抵抗での電圧降下（電圧則）の連立方程式を
　用いて算出

　　　図3　電池が複数含まれる抵抗回路

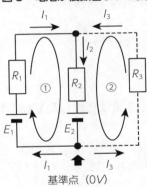

・分岐無（閉回路①のみ）
　電圧：$E = E_1 - E_2$（電池は対向）

　電流：$I = I_1 = I_2 = \dfrac{E}{R_1 + R_2} = \dfrac{E_1 - E_2}{R_1 + R_2}$

・分岐有（閉回路①と②）
　電流則：$I_1 + I_3 = I_2$（基準点の出入の総和は0）
　電圧則：①$E_1 - E_2 = R_1 I_1 + R_2 I_2$
　　　　　②$E_2 = -R_2 I_2 - R_3 I_3$
　（②は E_2 の＋極から－極に向かって I_2，I_3 が
流れるため－となることに注意）

》 直流電力

☐ 電力の算出式

$$P = VI = RI^2 = \frac{V^2}{R} \ [\text{W} \ (= \text{J/s})]$$

☐ 電力［W］とエネルギー［J］の関係：X［W］で t［s（秒）］動作すると
　$X \cdot t$［J］

☐ 電力量：［Wh］，［kWh］（単位が秒のため値が大きくなる［J］より頻用）
　【例】1［kWh］＝ 1000［W］× 1［h（時間）］＝ 1000 × 60 × 60
　　　　＝ 3.6 × 10^6［J］

》 コンデンサ

☐ コンデンサの電圧と蓄えられる電荷

電荷 $Q = CV$ ［C］

※ C：コンデンサ容量［F］，V：両端電圧［V］

□ コンデンサに蓄積されるエネルギー

$$W = \frac{QV}{2} = \frac{CV^2}{2} = \frac{Q^2}{2C}$$

□ 直列コンデンサの合成容量：$\dfrac{1}{C} = \dfrac{1}{C_1} + \dfrac{1}{C_2} + \cdots + \dfrac{1}{C_n}$

□ 直列コンデンサの電荷：各コンデンサは同量の電荷を蓄積
□ 直列コンデンサの電圧比

$$V_1 : V_2 : \cdots : V_n = \frac{1}{C_1} : \frac{1}{C_2} : \cdots : \frac{1}{C_n}$$

□ 並列コンデンサの合成容量：$C = C_1 + C_2 + \cdots + C_n$
□ 並列コンデンサの電圧：各コンデンサにかかる電圧は等しい
□ 並列コンデンサの電荷の比

$$Q_1 : Q_2 : \cdots : Q_n = C_1 : C_2 : \cdots : C_n$$

≫ 定常状態（スイッチをONにした後に十分時間が経過した状態）における直流回路のコイルとコンデンサ

□ コイル：抵抗が 0 Ω の電線と等価の場合，導線に置き換えて考える
□ コンデンサ：電流を流さないため抵抗が∞の場合，取り除いて考える

≫ 内部抵抗のある電流電圧源（電池など）からの電気信号の取り出し

□ 電圧：負荷の抵抗値を大きくすると高い電圧を取り出せる
□ 電流：負荷の抵抗値を小さくすると大きな電流が取り出せる
□ 電力：内部抵抗と負荷抵抗の値が等しい（マッチング）とき，取り出せる電力は最大となる

Q 図の回路において電流I〔A〕はどれか。

1. 0.1
2. 0.3
3. 0.5
4. 0.7
5. 0.9

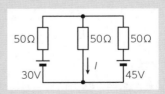

正解 3

3 交流回路

》交流波形

□ 交流の周期 T，周波数 f と角速度（角周波数）ω の関係：

$$T = \frac{1}{f}\,[\text{s}],\quad f = \frac{1}{T}\,[\text{Hz}],\quad \omega = \frac{2\pi}{T} = 2\pi f\,[\text{rad/s}]$$

□ 正弦波交流信号（電圧）の瞬時値 e

$$e = E_\text{m}\sin(\omega t + \phi)$$

※ E_m：最大値，ϕ：位相差（位相）⇒角度

□ 度数法と弧度法：位相差の表し方
　　$360° = 2\pi\,[\text{rad}],\quad 180° = \pi\,[\text{rad}]$

□ 正弦波交流電圧の実効値 E，平均値 E_ave

$$E = \frac{1}{\sqrt{2}}E_\text{m} = 0.707E_\text{m},\quad E_\text{ave} = \frac{2}{\pi}E_\text{m} = 0.637E_\text{m}$$

□ 方形波交流電圧の最大値，実効値と平均値：$E_\text{m} = E = E_\text{ave}$

》リアクタンスとインピーダンス

□ コイルの誘導リアクタンス ［Ω］

$$X_\text{L} = \omega L$$

※ L：自己インダクタンス ［H］（ヘンリー）

□ コンデンサの容量リアクタンス ［Ω］

$$X_\text{C} = \frac{1}{\omega C}$$

※ C：静電容量 ［F］（ファラッド）

□ インピーダンス Z ［Ω］：抵抗 R と $X_\text{L} \cdot X_\text{C}$ の合成値で，直流での R に相当
□ 直列インピーダンス Z の絶対値

$$Z = \sqrt{R^2 + (X_\text{L} - X_\text{C})^2}$$

※ RL 回路では $X_\text{C} = 0$，RC 回路では $X_\text{L} = 0$

□ 抵抗の電流と電圧：電流と電圧の位相差は 0 ［rad］

□ 誘導リアクタンス X_L の電流と電圧の位相差：電流に対して電圧が $\dfrac{\pi}{2}$ 進む

□ 容量リアクタンス X_C の電流と電圧の位相差：電流に対して電圧が $\dfrac{\pi}{2}$ 遅れる

》 直列回路の電圧と並列回路の電流

- □ 電圧の瞬時値：$e = \sqrt{2}\, E \sin(\omega t + \phi)$
- □ 電圧のベクトル表示：$E = E \angle \phi$
- □ 直列回路の $R \cdot L \cdot C$ の電圧，全体電圧 V：$V = \sqrt{V_R{}^2 + (V_L - V_C)^2}$
- □ 並列回路の $R \cdot L \cdot C$ を流れる電流，全体電流 I：$I = \sqrt{I_R{}^2 + (I_C - I_L)^2}$

》 直列・並列共振回路

- □ RLC 直列・並列共振回路の共振周波数 f_r

  - $X_L = X_C$ のとき $\Rightarrow 2\pi f_r L = \dfrac{1}{2\pi f_r C} \Rightarrow f_r = \dfrac{1}{2\pi\sqrt{LC}}$

- □ 直列共振の回路のインピーダンス：合成リアクタンスは 0，抵抗 R のみの値
- □ 並列共振の LC 並列回路のインピーダンス：合成リアクタンスは無限大

》 CRローパスフィルタ（LPF，低域通過濾波器，高域遮断濾波器）

- □ 回路と入出力特性：高周波の雑音などを遮断，交流信号の平滑化

図1　LPF の回路と入出力特性

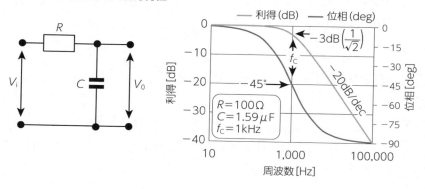

- □ 遮断周波数 f_c および f_c における入出力比 $\dfrac{V_o}{V_i}$

  $R = X_C$ のとき $\Rightarrow f_c = \dfrac{1}{2\pi CR}$，$\dfrac{V_o}{V_i} = \dfrac{1}{\sqrt{2}}$（$-3$dB）

- □ $f > f_c$ の利得：f が 10 倍のとき利得は $\dfrac{1}{10}$ に減衰（-20dB/dec）

》CRハイパスフィルタ（HPF，高域通過濾波器，低域遮断濾波器）

□ 回路と入出力特性：低周波の雑音などを遮断

図2　HPFの回路と入出力特性

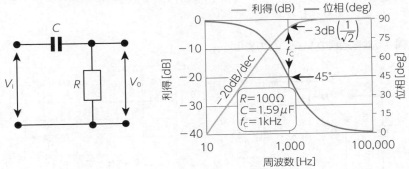

□ 遮断周波数 f_c および，f_c における入出力比 $\dfrac{V_o}{V_i}$

$$R = X_C \text{ のとき} \Rightarrow f_c = \frac{1}{2\pi CR}, \quad \frac{V_o}{V_i} = \frac{1}{\sqrt{2}} \quad (-3\text{dB})$$

□ $f < f_c$ の利得：f が $\dfrac{1}{10}$ のとき，利得は $\dfrac{1}{10}$ に減衰（-20dB/dec）

》CR回路の過渡現象

□ 過渡現象：電圧，素子値などの急な変化により，新しい定常状態に移る間に起こる現象
□ 時定数：$\tau = CR$ [s]
□ 充電過程の V_C，V_R の変化
  ● $t = 0$ のとき $V_C = 0$，$V_R = E$
  ● $t = \tau$ のとき $V_C = 0.63E$，$V_R = 0.37E$（τ [s] ごとに63%変化するため，残りの37%が V_R に関係する）

図3　充電過程の V_C と V_R の変化

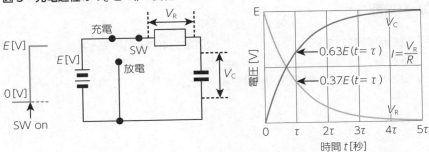

□ 放電過程の V_C, V_R の変化
- $t = 0$ のとき $V_C = E$, $V_R = -E$
- $t = \tau$ のとき $V_C = 0.37E$, $V_R = -0.37E$（τ [s] ごとに 63% 変化するため，残りの 37% が V_C, V_R となる）

図4　放電過程の V_C と V_R の変化

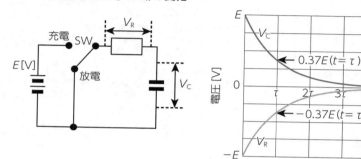

》 積分回路と微分回路

□ 積分回路：出力が入力の積分値となる回路　【例】方形波入力⇒三角波出力
- 入力波の周期を T とすると，$\dfrac{\tau}{T} \geq 1$ の CR ローパスフィルタ回路

□ 微分回路：出力が入力の微分値となる回路
- 入力波の周期を T とすると，$\dfrac{\tau}{T} < 1$ の CR ハイパスフィルタ回路

□ 積分値：0 からある時間までの V_i が示す面積
□ 微分値：ある時間における V_i の傾き

》 交流電力

□ 抵抗 R の電力：$P = VI = \dfrac{V^2}{R} = RI^2$（※電力計算は V, I ともに実効値で行う）
□ コイル，コンデンサの電力：$P = 0$（※ L, C は電力を消費しない）

Q 図において回路に流れる電流は何Aか。

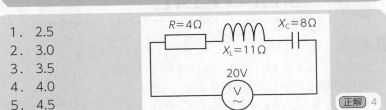

1. 2.5
2. 3.0
3. 3.5
4. 4.0
5. 4.5

正解 4

電気工学

4 導体の抵抗

》 抵抗

☐ 導体の抵抗は長さに比例し，断面積に反比例する

☐ 導体の電気の通しにくさを電気抵抗率とよぶ

☐ 電気抵抗率が ρ [Ω・m] のとき，断面積 S [m²] が一定で長さ ℓ [m] の導体の抵抗は $R = \rho \dfrac{\ell}{S}$ [Ω] となる

図1 一様な導体の抵抗

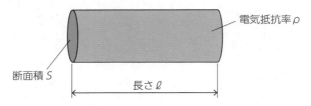

電気抵抗率 ρ

断面積 S

長さ ℓ

☐ 電気抵抗率の逆数は電気の通しやすさを表し，電気伝導率とよぶ

》 抵抗体発熱

☐ 抵抗 R [Ω] の導体に電流 I [A] を流すとき抵抗で消費される電力は $P = I^2R$ [W] となる

☐ このとき抵抗体から発生する熱をジュール熱といい，t 秒間に発生する熱量は $E = I^2Rt$ [J] となる

☐ 抵抗 R [Ω] を流れる電流 I [A] と両端の電圧 V [V] の間にはオームの法則 $I = \dfrac{V}{R}$ が成り立つので，$P = \dfrac{V^2}{R}$，$E = \dfrac{V^2}{R} t$ とも表すことができる

Q 図のような一辺の長さが1mmの正方形の断面をした角線1mに2A の電流を1秒間流した。このとき発生する熱量 [J] はいくらか。ただし，この角線の抵抗率を$1.5×10^{-6}$ [Ωm] とする。

1. 1.5
2. 3.0
3. 6.0
4. 15
5. 30

正解 3

1 半導体物性と代表的な半導体デバイス（ダイオード，トランジスタ）

》半導体の性質

- □ 半導体（semiconductor）：電気抵抗率が導体（conductor）と絶縁体（insulator）の中間的な物質であり，4価原子〔代表原子はシリコン（Si），ゲルマニウム（Ge）〕が共有結合により結晶化したもの
- □ 半導体のキャリア：負電荷として自由電子，正電荷として正孔（ホール）が移動して電気伝導を担う
- □ 半導体の熱特性：熱エネルギーを得て電子－正孔対が発生し，抵抗率が減少（導電率は増加）

》半導体の種類

- □ 真性半導体：4価原子の共有結合による高純度半導体
- □ 不純物半導体：真性半導体中に微量の不純物原子を混入して結晶化させた半導体。正孔を多数キャリアとするp型（ポジティブ型），電子を多数キャリアとするn型（ネガティブ型）に大別

表1 不純物半導体の区別

	p型半導体	n型半導体
混入不純物	● 3価原子（アクセプタと称する） ● 代表原子：ホウ素（B），ガリウム（Ga），アルミニウム（Al）など	● 5価原子（ドナーと称する） ● 代表原子：リン（P），ヒ素（As），アンチモン（Sb）など
多数キャリア	正孔（ホール）	電子
少数キャリア	電子	正孔（ホール）

》ダイオード（diode）の構造

- □ pn接合ダイオード：p型とn型の半導体接合に電極端子を取り付けた整流素子
- □ ダイオードの電極端子
  - ● p側電極端子：アノード，n側電極端子：カソード
- □ 構造上の方向：半導体構造上のpからn型方向が順方向，nからp型方向が逆方向

図1　ダイオードの半導体構造と回路記号

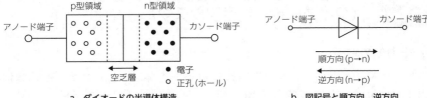

a　ダイオードの半導体構造

b　図記号と順方向，逆方向

文献1）より引用

》 ダイオードの動作

☐ 整流作用：アノードがカソードより高電位となる順方向バイアスのとき，多数キャリアが pn 接合間を移動し，順方向電流が容易に流れる。カソードがアノードより高電位となる逆方向バイアスのとき，pn 接合間の空乏層（電気的な壁）が広がり，逆方向電流はほとんど流れない

☐ 降伏現象：逆方向電圧が一定電圧レベル（降伏電圧）に達すると逆方向電流が急激に増加

☐ 理想的ダイオード
　●順方向バイアス時のダイオード端子間抵抗：0 Ω（短絡状態として扱う）
　●逆方向バイアス時のダイオード端子間抵抗：∞ Ω（開放状態として扱う）

☐ 整流回路：ダイオードの整流作用を利用し，電流方向を一方通行に整える回路

図2　順方向・逆方向バイアスと電圧−電流特性

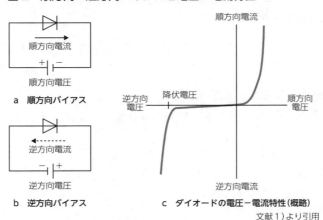

a　順方向バイアス

b　逆方向バイアス

c　ダイオードの電圧−電流特性（概略）

文献1）より引用

》 トランジスタ（transistor）

☐ アナログ回路にて信号増幅，デジタル回路にてスイッチング動作を行う半導体デバイス

□ 外部からの電力供給を受けて動作する能動素子であり，IC（半導体集積回路）の主要な構成要素

□ バイポーラトランジスタと FET〔電界効果型トランジスタ（ユニポーラトランジスタ）〕に分類

表2　トランジスタの分類

	バイポーラトランジスタ		FET（ユニポーラトランジスタ）	
電極	エミッタ・ベース・コレクタ		ソース・ゲート・ドレイン	
形別	pnp 形	※電極間が p-n-p サンドイッチ構造	J 形 FET（接合形）	※ゲートが pn 接合構造
	npn 形	※電極間が n-p-n サンドイッチ構造	MOS 形 FET	※ゲートが金属(M)−酸化膜(O)−半導体(S)構造
制御方式	電流制御型 （ベース電流により他電極の電流を制御）		電圧制御型 （ゲート電圧によりドレイン電流を制御）	

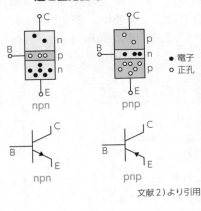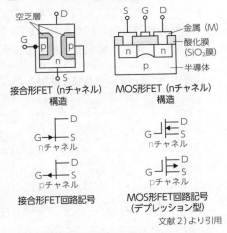

図3　バイポーラトランジスタの構造と回路記号

npn

pnp

● 電子
○ 正孔

npn

pnp

文献2）より引用

図4　FET の構造と回路記号

空乏層

接合形FET（nチャネル）構造

MOS形FET（nチャネル）構造

金属（M）
酸化膜（SiO₂膜）
半導体

G─▶S nチャネル D
G─◀S pチャネル D

接合形FET回路記号

nチャネル
pチャネル

MOS形FET回路記号（デプレッション型）

文献2）より引用

Q 半導体と半導体デバイスについて正しいのはどれか。

1. p 型半導体は真性半導体に5価の不純物原子を加えたものである。
2. n 型半導体の多数キャリアは正孔（ホール）である。
3. 半導体の電気抵抗率は温度上昇に伴い増加する。
4. 理想的ダイオードの順方向抵抗は 0 である。
5. トランジスタは受動素子である。

正解　4

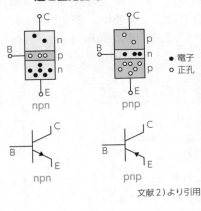

2
電子工学

17

2 増幅器の諸特性

》 増幅器（増幅回路）

- ☐ トランジスタを主要素子とする入力信号を増幅する機能をもった回路または IC（集積回路）
- ☐ 電源から供給される電力を基に，入力信号より大きな出力信号を取り出す回路
- ☐ 対象とする電気信号により電力増幅器，電圧増幅器，電流増幅器に分類される

》 増幅器の利得（増幅度）

- ☐ 利得（ゲイン）
  - 増幅または減衰能力（入力をどの程度大きく，または小さくして出力するか）の評価値
  - 入出力比率またはその比率から算出されるデシベル値 [dB] を用いて表す
    ※利得と増幅度という言葉は同義で使われることが多い。混同を避けるため，本項目では倍率を増幅度，デシベル値を利得とよぶ

表1 倍率とデシベル値の関係

対象信号	増幅度 [倍]	利得 [dB]
電圧増幅	$A_v = \dfrac{\text{出力電圧}}{\text{入力電圧}} = \dfrac{v_{\text{out}}}{v_{\text{in}}}$	$G_v = 20\log_{10}|A_v| = 20\log_{10}\left|\dfrac{v_{\text{out}}}{v_{\text{in}}}\right|$
電流増幅	$A_i = \dfrac{\text{出力電流}}{\text{入力電流}} = \dfrac{i_{\text{out}}}{i_{\text{in}}}$	$G_i = 20\log_{10}|A_i| = 20\log_{10}\left|\dfrac{i_{\text{out}}}{i_{\text{in}}}\right|$
電力増幅	$A_p = \dfrac{\text{出力電力}}{\text{入力電力}} = \dfrac{p_{\text{out}}}{p_{\text{in}}}$	$G_p = 10\log_{10}|A_p| = 10\log_{10}\left|\dfrac{p_{\text{out}}}{p_{\text{in}}}\right|$

※ v：電圧，i：電流，p：電力，in：入力，out：出力

- ☐ 生体信号増幅器の利得：生体信号は主に電圧信号に変換してから増幅するため，電圧利得を用いる
- ☐ 利得の算出に必要な対数計算の基礎
  - $\log_{10}(10^x) = x \times \log_{10}(10) = x$
  - $\log_{10}(a \times b) = \log_{10}(a) + \log_{10}(b)$
  - $\log_{10}(a \div b) = \log_{10}(a) - \log_{10}(b)$
  - $\log_{10}(1) = \log_{10}(10^0) = 0$
  - $\log_{10}(2) \fallingdotseq 0.3$

≫ 増幅器の周波数特性

- □ 遮断周波数：最大利得 G [dB] から 3 [dB] ダウン（増幅度 $1/\sqrt{2}$ 倍）する地点の周波数
- □ 低域遮断周波数（f_L）から高域遮断周波数（f_H）の範囲を周波数帯域といい，その増幅器がほぼ最大能力を発揮できる範囲として扱う。周波数帯域をはずれる信号は増幅度が低下する
- □ 増幅目的の信号周波数に合った周波数帯域をもつ増幅器を選択する。帯域が無駄に広すぎると雑音混入の幅も広がるため，SN 比が低下する
- □ 生体信号の多くが直流から低周波領域のため，直流増幅器（直流を含む低周波領域の増幅）または低周波増幅器（直流を含まない低周波領域の増幅）を用いる

≫ インピーダンス特性

- □ 入力インピーダンス：増幅器の入力端子間の抵抗成分 Z_{in}

$$Z_{in} = \frac{v_{in}}{i_{in}}$$

※v_{in}：入力端子間電圧，i_{in}：入力端子間電流

- □ 出力インピーダンス：増幅器の出力端子間の抵抗成分 Z_{out}

$$Z_{out} = \frac{v_{out}}{i_{out}}$$

※v_{out}：出力端開放電圧，i_{out}：出力端短絡電流

- □ 電圧信号増幅において，微弱な目的信号を増幅器に直接入力するためには信号源側インピーダンスの大きさや変化によらず，高入力インピーダンス（入力インピーダンスが十分高い）条件が望ましい
- □ 電圧信号増幅において内部で増幅された信号の直接的な取り出しのためには，低出力インピーダンス（出力インピーダンスが十分低い）条件が望ましい

図1 増幅器の周波数特性

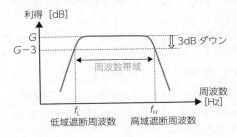

図2 入力インピーダンスと出力インピーダンス

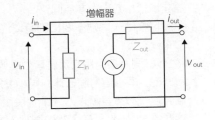

》 雑音特性

- □ 外部雑音：増幅器の入力部から混入する目的信号以外の信号。生体信号計測では，心電図計測時に重畳する筋電図や，静電的または電磁的に混入する商用交流雑音（ハム雑音）が問題となる
- □ 内部雑音：増幅器の内部で発生し出力部より観測される信号。内部雑音には熱起因のドリフトや回路不均衡によるオフセットなどが含まれる
- □ SN 比：増幅目的信号電圧 S（signal）とそこに混入する雑音電圧 N（noise）の信号対雑音比。SN 比が大きいほど雑音影響が小さく，小さいほど雑音影響が大きい。デシベル値で評価

$$\text{SN 比 [dB]} = 20\log_{10}\left|\frac{S}{N}\right|$$

※ S：増幅目的信号電圧，N：混入雑音電圧

- □ 入力換算雑音：入力短絡状態で観測される内部雑音を入力端子から混入した外部雑音に換算すること。増幅器使用時にはあらかじめ入力換算雑音が目的信号に重畳するものとみなして SN 比を評価する

$$\text{入力換算雑音 } N_{in} = \frac{N_{out}}{A_v}$$

※ N_{out}：内部雑音，A_v：電圧増幅度

図 3　内部雑音の観測と入力換算雑音

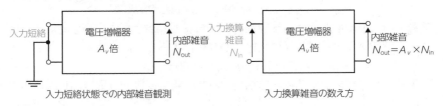

》 差動増幅器

- □ 差動増幅器：2 入力 1 出力の増幅器であり，入力端子間に加わる電圧信号差を増幅して出力する回路
- □ 差動増幅は入力端子間に同時に混入し影響を与える同相雑音の除去・軽減に有効
  - ● 生体計測時の商用交流雑音や電源電圧の変動などの影響を軽減可能
- □ CMRR：同相信号除去比，同相弁別比ともよばれる差動増幅器の性能指標。信号差がある差動入力（different mode）に対する増幅能力である差動増幅度 A_D と，信号差のない同相入力（common mode）に対する増幅能力である同相増幅度 A_C の比率をデシベル値で評価したもの

$$差動増幅度\ A_D\ [倍]\ =\frac{v_{Dout}}{v_{Din}\ (=v_+-v_-)}$$

※ v_{Dout}：差動出力, v_{Din}：差動入力

$$同相増幅度\ A_C\ [倍]\ =\frac{v_{Cout}}{v_{Cin}}$$

※ v_{Cout}：同相出力, v_{Cin}：同相入力

$$CMRR\ [dB]\ =20\log_{10}\left|\frac{A_D}{A_C}\right|$$

※ A_D：差動増幅度, A_C：同相増幅度

図4 差動増幅器への差動入力と同相入力

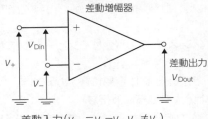

差動入力（$v_{Din}=v_+-v_-,\ v_+\neq v_-$）

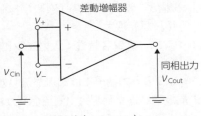

同相入力（$v_{Cin}=v_+=v_-$）

差動増幅器の2入力端子間に10mVを入力したら1Vが出力された。次に入力端子を短絡し、アースとの間に1Vを入力したら5mVが出力された。この差動増幅器のCMRRは何dBか。
ただし、$\log_{10}2=0.3$とする。

1. 46
2. 54
3. 66
4. 74
5. 86

正解 5

3 演算増幅器（オペアンプ）

》 演算増幅器（オペアンプ）

☐ 演算増幅器：単体では高利得の差動増幅回路を IC（集積回路）化したもの。operational amplifier の略称表現でオペアンプともよばれる

☐ 2 入力端子（反転入力端子と非反転入力端子），1 出力端子の基本構造

☐ 他の素子と組み合わせて帰還回路を構成することでアナログ信号に対する各種演算（四則演算，微積分動作）回路，フィルタ回路，発振回路などを実現可能

》 理想演算増幅器（理想オペアンプ）の主な電気特性

☐ 増幅度：差動増幅度［倍］が無限大，同相増幅度［倍］がゼロ⇒ CMRR［dB］が無限大

☐ インピーダンス特性：入力インピーダンスが∞Ω，出力インピーダンスが 0 Ω

　● 2 つの入力端子には電流が流れず，出力端子には容易に電流が流れる

☐ 周波数特性：無限大（直流信号から十分大きな高周波帯域）

☐ イマジナリーショート（仮想短絡）：入力端子間が等電位（電位差 0V）となるように動作

図1 オペアンプ回路記号と理想電気特性

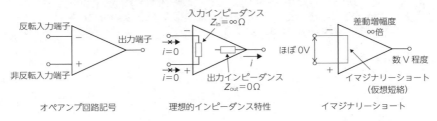

》 反転増幅回路（図2）

☐ 入力電圧 v_{in} が外付け抵抗値で決まる増幅度で増幅され，位相が反転した出力電圧 v_{out} を得る回路

☐ イマジナリーショートにより，a 点の電位 v_a が 0V と等しくなる

☐ 回路電流 i の経路：入力端子（電位 v_{in}）⇒抵抗 R_i ⇒a 点（電位 0V）⇒抵抗 R_f ⇒出力端子（電位 v_{out}）

$$i = \frac{v_\text{in} - v_\text{a}}{R_\text{i}} = \frac{v_\text{a} - v_\text{out}}{R_\text{f}} \Rightarrow (v_\text{a} = 0\text{V より}) \Rightarrow i = \frac{v_\text{in}}{R_\text{i}} = \frac{-v_\text{out}}{R_\text{f}}$$

- ☐ 回路の入力インピーダンス：R_i [Ω]
- ☐ 入出力関係：$v_\text{out} = \left(-\dfrac{R_\text{f}}{R_\text{i}}\right) v_\text{in}$

》 非反転増幅回路（図3）

- ☐ 入力電圧v_in が外付け抵抗値で決まる増幅度で増幅され，入力と同相の出力電圧v_out を得る回路
- ☐ イマジナリーショートにより，a 点の電位v_a が入力電圧v_in と等しくなる
- ☐ 回路電流 i の経路：出力端子（電位v_out）⇒抵抗 R_f ⇒ a 点（電位v_in）⇒抵抗 R_i ⇒アース（電位 0V）

$$i = \frac{v_\text{out} - v_\text{a}}{R_\text{f}} = \frac{v_\text{a} - 0}{R_\text{i}} \Rightarrow (v_\text{a} = v_\text{in} \text{ より}) \Rightarrow i = \frac{v_\text{out} - v_\text{in}}{R_\text{f}} = \frac{v_\text{in}}{R_\text{i}}$$

- ☐ 回路の入力インピーダンス：∞ [Ω]（オペアンプへの直接入力）
- ☐ 入出力関係：$v_\text{out} = \left(1 + \dfrac{R_\text{f}}{R_\text{i}}\right) v_\text{in} = \left(\dfrac{R_\text{i} + R_\text{f}}{R_\text{i}}\right) v_\text{in}$

》 反転加算回路（図4）

- ☐ 各入力電圧（v_1，v_2，v_3）の反転増幅信号の加算値が出力される回路（複数入力型の反転増幅回路）
- ☐ 入出力関係：$v_\text{out} = \left(-\dfrac{R_\text{f}}{R_1}\right) v_1 + \left(-\dfrac{R_\text{f}}{R_2}\right) v_2 + \left(-\dfrac{R_\text{f}}{R_3}\right) v_3$

  回路の抵抗値がすべて同値の場合，
  $v_\text{out} = -(v_1 + v_2 + v_3)$

》 ボルテージフォロア回路（図5）

- ☐ 高入力・低出力インピーダンス変換を目的とする回路
- ☐ イマジナリーショートにより，出力電圧v_out が入力電圧v_in と等しくなる
- ☐ 入出力関係：$v_\text{out} = v_\text{in}$
- ☐ 入力インピーダンス：∞ Ω
- ☐ 出力インピーダンス：0 Ω
- ☐ バッファ回路（緩衝増幅器）として利用

》 差動増幅回路（図6）

- ☐ 入力信号差（$v_+ - v_-$）を増幅し出力する回路
- ☐ 入出力関係：$v_\text{out} = \dfrac{R_\text{f}}{R_\text{i}} \ (v_+ - v_-)$

図2　反転増幅回路（A：理想演算増幅器）

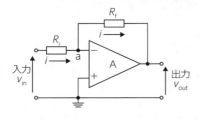

図3　非反転増幅回路
　　　（A：理想演算増幅器）

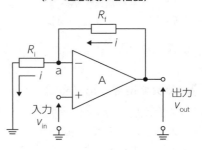

図4　反転加算回路（A：理想演算増幅器）
　　　（3入力の回路例）

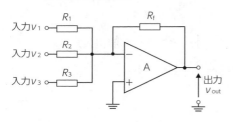

図5　ボルテージフォロア回路
　　　（A：理想演算増幅器）

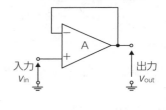

図6　差動増幅回路（A：理想演算増幅器）

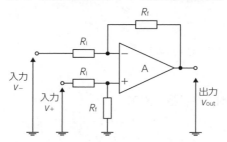

Q 図の電圧増幅回路について誤っているのはどれか。ただし，Aは理想演算増幅器とし，$\log_{10}2 = 0.3$ とする

1．回路の入力インピーダンスは無限大である。
2．a点の電位は1Vに等しい。
3．抵抗 R は $2k\Omega$ である。
4．電流 I は $1mA$ である。
5．電圧利得は $6dB$ である。

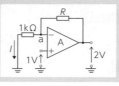

正解 3

1 力学の基礎

≫ 単位

□ SI 基本単位：国際単位系で定められた 7 つの基本単位

表1　SI 基本単位

	長さ	質量	時間	電流	温度	光度	物質量
単位	m	kg	s	A	K	cd	mol
読み	メートル	キログラム	セカンド	アンペア	ケルビン	カンデラ	モル

□ SI 組立単位：SI 基本単位の組み合わせ（固有名称をもつものもある）

【例】

加速度	$\Rightarrow$ m/s^2
力（＝質量×加速度）	$\Rightarrow$ kg・m・s^{-2} = N（ニュートン）
圧力（＝力÷面積）	$\Rightarrow$ kg・m^{-1}・s^{-2} = N/m^2 = Pa（パスカル）
仕事，エネルギー	$\Rightarrow$ kg・m^2・s^{-2} = N・m = J（ジュール）
仕事率，電力	$\Rightarrow$ kg・m^2・s^{-3} = J/s = V・A = W（ワット）
電荷	$\Rightarrow$ A・s = C（クーロン）
電圧	$\Rightarrow$ kg・m^2・s^{-3}・A^{-1} = W/A = J/C = V（ボルト）
粘性率	$\Rightarrow$ kg・m^{-1}・s^{-1} = Pa・s（パスカル秒）

□ SI 単位以外：医療現場では比較的よく用いられる

【例】

力（体重など）	$\Rightarrow$ kgf（kg 重）　※ 1kgf = 9.8N
圧力（血圧など）	$\Rightarrow$ mmHg（ミリメートル水銀柱），cmH$_2$O（センチメートル水柱），atm（気圧）
エネルギー	$\Rightarrow$ cal　※ 1 cal = 4.2J

□単位の接頭語：大きすぎる数値，小さすぎる数値を見やすく表示

表2　主要な接頭語

記号	p	n	μ	m	なし	k	M	G	T
読み	ピコ	ナノ	マイクロ	ミリ	—	キロ	メガ	ギガ	テラ
倍数	10^{-12}	10^{-9}	10^{-6}	10^{-3}	$10^0 = 1$	10^3	10^6	10^9	10^{12}

【例】　ボンベの圧力　15,000,000 [Pa] = 15 [MPa]

》 圧力の単位換算

表3　圧力単位換算の例

SI 単位外	SI 単位
1mmHg（= 1Torr）	133Pa
1cmH$_2$O	98Pa
1atm	1.013×10^5Pa

※ 1atm ≒ 1bar ≒ 1kgf/cm^2

》 放射線の単位

表4　放射線の単位

名称	定義	SI 単位	旧単位
放射能	単位時間あたりに起こる放射性壊変の数（回数 /s）	Bq（ベクレル） = 1/s	Ci（キュリー） = 3.7×10^{10}Bq
照射線量	X 線，γ 線照射によって空気 1kg 当たりに生じた電荷の量［C］	C/kg （クーロン毎キログラム）	R（レントゲン） = 2.58×10^{-4}C/kg
吸収線量	物質 1kg 当たりに吸収された放射線のエネルギー［J］	Gy（グレイ） = J/kg	rad（ラド） =0.01Gy
等価線量	吸収線量に対して放射線の種類の影響（放射線加重係数）を考慮したもの	Sv（シーベルト）	rem（レム） =0.01Sv
実効線量	等価線量に対して組織の感受性（組織加重係数）を考慮したもの（全身への影響）	Sv（シーベルト）	rem（レム） =0.01Sv

---

Q　単位について誤っているのはどれか。

　　1．J = N・m
　　2．W = V・A
　　3．C = A/s
　　4．Bq = 1/s
　　5．Gy = J/kg

正解 3

2 力 学

》力

□ 運動方程式

> 力＝質量×加速度

※力と加速度は比例する

□ 力の合成，分解：平行四辺形を描き合成や分解をする
※対角線の位置に注意

図1　力の合成，分解の例

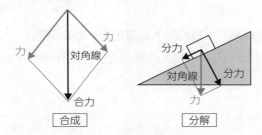

□ 力のつり合い：はたらく合力が 0 であれば物体は動かない（加速度が 0 に
なる）

》等速度直線運動

□ 一定の速さ v_0 [m/s] で運動（速さ一定＝加速度は 0）

> 速さ　$v_0 =$ 一定
> 距離　$x = v_0 t$

》等加速度直線運動

□ 一定の加速度 a [m/s²] で運動（1 秒当たり a [m/s] ずつ速くなる）

> 速さ　$v = v_0 + at$
>
> 距離　$x = v_0 t + \dfrac{1}{2} at^2$

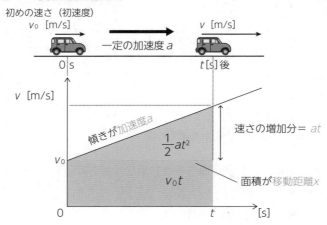

図2　等加速度直線運動

≫ 自由落下，鉛直投射　（重力による等加速度直線運動）

□ 加速度 $g = 9.8$ [m/s^2] で運動（1秒当たり 9.8 [m/s] ずつ速くなる）

> 速さ　$v = v_0 + gt$
>
> 距離　$x = v_0 t + \dfrac{1}{2} gt^2$

※自由落下(静かに手を放し落下させる)であれば初速度 $v_0 = 0$

≫ 仕事，仕事率，エネルギー

□ 仕事：大きい力をかけて長い距離を動かすと，大きな仕事をしたことになる

> 仕事 W[J]＝力×移動距離

□ 時間 t [秒] 当たりにできる仕事の量を仕事率 P という（仕事の効率）

> 仕事率 P[W]＝$\dfrac{\text{仕事 } W}{\text{時間 } t}$

※仕事の式記号 W [J] と仕事率の単位W（ワット）の混同に注意

□ エネルギー[J] は仕事をする能力を表す

> 運動エネルギーE_k[J]＝$\dfrac{mv^2}{2}$

> 位置エネルギーE_P[J]＝mgh

図3　運動エネルギー

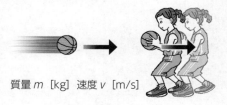

質量 m [kg]　速度 v [m/s]

速度をもったボールは
ほかの物を動かす（仕事をする）。
速度が大きいほど動きは大きい

図4　位置エネルギー

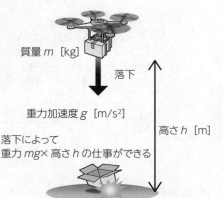

質量 m [kg]

落下

重力加速度 g [m/s²]

高さ h [m]

落下によって
重力 $mg×$ 高さ h の仕事ができる

□ エネルギー保存則：熱エネルギー，運動エネルギー，光学エネルギー，電気エネルギーなど相互に変化した際もエネルギーの総和は変化しない

》 熱量，熱エネルギー

□ 比熱 c [J/(kg・K)] は 1kg の物体を 1K 温度上昇させるのに必要な熱量（熱エネルギー）である

※ [K] と [℃] は異なるが，1K 上昇と 1℃上昇は同じ意味となる

$$熱量\ Q[J] = mc\Delta T$$

※ m [kg]：質量，ΔT [K]：温度変化

□ 熱量保存則：2 つの物質を接触させ熱平衡状態になったとき，高温物体から出た熱量は低温物体に入った熱量に等しい

※大気などへの熱の移動があった場合はそれも考慮する

》 単振動

□ 質量 m [kg]，ばね定数 k [N/m] のばねの振動（空気抵抗は考えない）

距離（変位）　$x = A\sin(2\pi ft)$

周期　$T = 2\pi\sqrt{\dfrac{m}{k}}$ [s]

振動数 $f = \dfrac{1}{T} = \dfrac{1}{2\pi}\sqrt{\dfrac{k}{m}}$ [Hz]

※周期：1 振動にかかる時間 [s]
※振動数：1 秒間当たりに振動する回数（1/s ＝ Hz）

図5　単振動の例

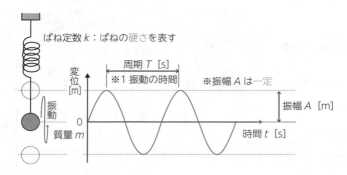

ばね定数 k：ばねの硬さを表す

》 ボイルシャルルの法則

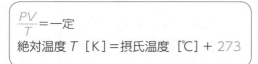

$$\frac{PV}{T} = 一定$$

絶対温度 T [K]＝摂氏温度 [℃]＋ 273

※ P：圧力 [Pa]，V：体積 [m³]，
　　T：絶対温度 [K]

図6　密閉された容器内（シリンダ）の気体

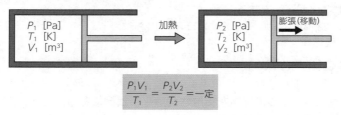

$$\frac{P_1 V_1}{T_1} = \frac{P_2 V_2}{T_2} = 一定$$

Q 27℃の環境に置かれた容量10Lのボンベに0.1MPa（絶対圧）の理想気体が封入されている。容器が加熱されて温度が87℃に上昇したとき，ボンベ内の圧力は何倍になるか。

1. 0.1
2. 1.2
3. 3.0
4. 3.6
5. 12.0

正解 2

3 波動（音波，光）

≫ 波動

□ 波動：振動が次々と伝播する現象

表1 弾性波と電磁波の特徴

種類	弾性波（音波など）	電磁波（電波，可視光，電磁放射線など）
伝播形態	縦波，横波	横波
媒質	物質	電磁場（物質がない真空中でも伝播する）
空気中の伝播速度	約340m/s（縦波） ※液体，気体中では横波は伝播しない	約300,000,000 = 3×10^8m/s ※真空中とほぼ同じ速度

≫ 音速

□ 一般的には気体，液体中を伝播する弾性波（縦波＝疎密波）のことを音波という

図1 弾性波（縦波，横波）

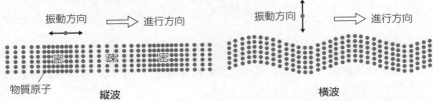

振動方向　⟹ 進行方向

物質原子　密　疎　密　縦波

振動方向　⟹ 進行方向

横波

※横波は原子どうしの結合が弱い液体や気体ではほぼ伝播できない

$$音速 \quad V = \sqrt{\frac{K}{\rho}} \ [\text{m/s}]$$

※K：体積弾性率 [Pa]，ρ：密度 [kg/m³]

表2 生体組織中のおよその音速

音響インピーダンスも音速と同様に大きくなる

生体組織など	音速 V [m/s]	
骨	3,000～4,000	硬さ ↑ 固体的（粘弾性体）
血液，軟部組織，水	1,500	液体的（粘弾性体）
肺	650	
空気（15℃）	340	気体

□ 弾性率は変形しにくさを表す物性値である。硬いものほど音速が速い
□ 温度 T [℃] によって密度，弾性率が変化するため音速も温度 T に依存する
 【例】空気中の音速 [m/s] $= 331.5 + 0.6 \times T$
   ※温度上昇とともに音速も上昇する

》 音響インピーダンス

> 音響インピーダンス
> $Z = \rho V$ [kg/(m² · s)]

※ρ：密度[kg/m³]，V：音速[m/s]

□ 音波は音響インピーダンスの異なる境界面で反射する

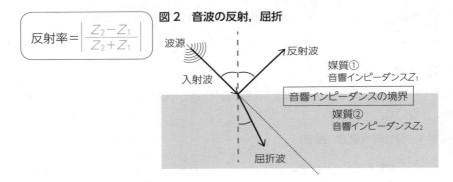

$$反射率 = \left| \frac{Z_2 - Z_1}{Z_2 + Z_1} \right|$$

図2　音波の反射，屈折

波源
反射波
入射波
媒質①
音響インピーダンスZ_1
音響インピーダンスの境界
媒質②
音響インピーダンスZ_2
屈折波

》 ドプラ効果

□ 音源，観測者の相対速度によって音源周波数 f_0 [Hz] に対する観測周波数 f [Hz] が変化

図3　ドプラ効果の例

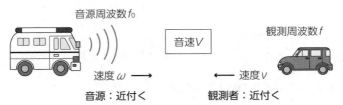

音源周波数f_0
音速V
観測周波数f
速度ω →
← 速度v
音源：近付く
観測者：近付く

$$観測周波数 \quad f = \frac{V + v}{V - \omega} \times f_0$$

※+，−の符号はお互いが近付く方向を基準としている

□ 互いが近付こうとするほど観測周波数 f は高くなる
□ ドプラ効果は電磁波（光）においても起こる（色が変化して見える）

》 回折

□ 波が障害物の後ろに回り込んで進む現象を回折という
□ 波長が短い（周波数が高い）ほど回折しにくい（まっすぐ進む＝指向性が高い）

》 反射，屈折

□ 反射の法則

$$入射角＝反射角（\theta_i = \theta_j）$$

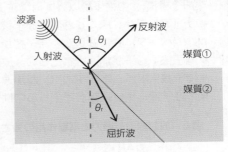

図4　入射角 θ_i，反射角 θ_j，屈折角 θ_r

□ 屈折の法則

相対屈折率
$$n_{12} = \frac{n_2}{n_1} = \frac{\sin\theta_i}{\sin\theta_r} = 一定$$

※ n_1：媒質①の屈折率，n_2：媒質②の屈折率
※相対屈折率：媒質①の屈折率に対する媒質②の屈折率

□ 光の屈折率

$$屈折率 \quad n = \frac{c}{v}$$

※ c：真空中の光速，v：物質中の光速
※光の周波数によって，物質中の光速はわずかに異なる（屈折率も異なる）

》 電磁波（光）の分類

□ 電波：電気通信に用いる電磁波。波長の長いほうから，超長波，長波，中波，短波，超短波，極超短波，マイクロ波，ミリ波，サブミリ波などとよばれる

図5　電磁波の分類

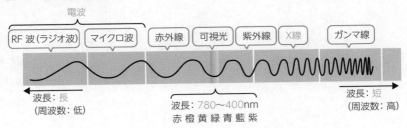

》 放射線の分類

☐ 非電離放射線：一般的には放射線とはよばれない
 ● 電波，赤外線，可視光，紫外線
☐ 電磁放射線：電荷をもたないため，間接電離放射線となる
 ● γ（ガンマ）線：放射性壊変などで原子核から生じる電磁波（光子）
 ● X線：軌道電子の遷移によって生じる電磁波（光子）
☐ 粒子放射線：中性子線以外は荷電粒子のため，直接電離放射線となる
 ● α（アルファ）線：α壊変で原子核から発生したヘリウムの原子核
 ● β（ベータ）線：β壊変で原子核から発生した電子
 ● 電子線：電子が加速されたもの。放射性壊変で発生するものはβ線とよぶ
 ● 陽子線：陽子（水素イオン）が加速されたもの
 ● 中性子線：核分裂などで生じる中性子

図6　放射線の透過力と電離作用の強さ（放射線加重係数）

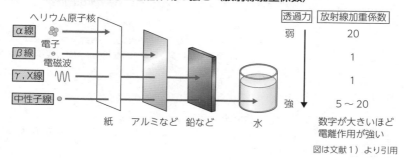

図は文献1）より引用

Q　振動数600Hzの音源が速さ40m/sで直線上を進んでいる。音速を340m/sとするとき，音源の進行方向前方に伝わる音波の振動数は何〔Hz〕か。

1．540
2．580
3．640
4．680
5．1,500

正解 4

1 電撃事故と生体反応

≫ 電撃の基礎

☐ 人体に電流が流れると感電する
☐ 家庭や病院で使われている電気は商用交流といい，周波数は東日本で50Hz，西日本で60Hzであり，感電の危険性がある

≫ 電撃の分類

☐ マクロショック：人体の体表面からの電撃をいう
☐ ミクロショック：直接心臓に電流が流れ込むことで生じる電撃をいう

≫ 人体の周波数特性

表1　電流値と生体反応（成人男性に商用交流を1秒間通電した場合）

	名称	生体反応	電流値
マクロショック	心室細動電流	大電流により熱傷が生じる	数A
		心室細動を誘発する	100mA
		痛みを感じたり呼吸筋や心筋に影響が出る	数十mA
	離脱電流	不随意運動が起きて自力で逃れられなくなる	10mA
		電撃を強く感じるようになる	数mA
	最小感知電流	ビリビリと感じはじめる	1mA
ミクロショック	心室細動電流	心室細動を誘発する	0.1mA

文献1）より引用

☐ 1kHzを超える周波数の電流に対しては，1kHzの整数倍の分だけ，人間の身体は感電に対して鈍くなる
☐ 最小感値電流値を例にとると，10kHzでは10mA，100kHzでは100mAでビリビリ感じることとなる

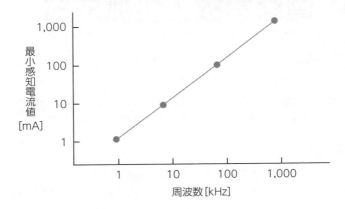

図1 高周波電流における人体の最小感知電流値の変化（模式図）

2 医用電気機器の安全基準

》》 JIS T 0601-1：2017

☐ 医用電気機器の漏れ電流を限りなく低く抑え，電撃による危険性から患者・医療従事者などを守る必要がある

》》 電撃に対する医用機器の分類

☐ クラス別分類：すべての医用電気機器には二重の安全手段（基礎絶縁＋追加保護手段）が義務付けられている
☐ 装着部別分類：漏れ電流規制値による分類

表1　医用電気機器のクラス別分類

クラス別	保護手段	追加保護手段	備考
クラスⅠのME機器		保護接地	保護接地線が必要。接地形2極コンセント（3Pコンセント）
クラスⅡのME機器	基礎絶縁	補強絶縁	基礎絶縁と補強絶縁からなる二重絶縁または両者を一体化した強化絶縁で実現する。使用上の設備による制限はなし（2Pコンセント可）
内部電源ME機器		内部電源	外部電源に接続するときは，クラスⅠまたはクラスⅡとして扱う

文献1)をもとに作成

表2　装着部別分類

形別分類	患者漏れ電流（正常状態）		漏れ電流対策	適応
B形	100μA	マクロショック	なし	体表のみに適応
BF形	100μA		フローティング	
CF形	10μA	ミクロショック		直接心臓に適応できる

》 漏れ電流測定用器具（MD）

図1　測定用器具

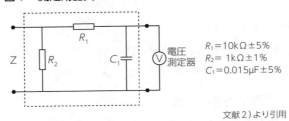

$R_1 = 10\text{k}\Omega \pm 5\%$
$R_2 = 1\text{k}\Omega \pm 1\%$
$C_1 = 0.015\mu\text{F} \pm 5\%$

文献2）より引用

- □ R_2 の 1kΩは人体の代表抵抗値である
- □ R_1 の 10kΩと C_1 の 0.015μF は 1kHz 以上では感じにくくなるという人体の周波数特性を模擬している

図2　MD 周波数特性

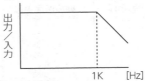

》 漏れ電流と患者測定電流の種類

図3　漏れ電流の種類

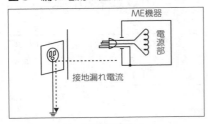

接地漏れ電流

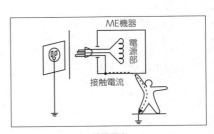

接触電流

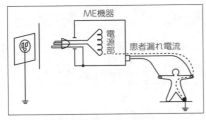

ME 機器の電源部から装着部を介して流れる患者漏れ電流※
※ 1999 年版の JIS では「患者漏れ電流Ⅰ」という名称であった

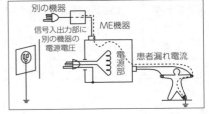

別の機器の電源電圧が SIP/SOP に乗った場合の患者漏れ電流※
※ 1999 年版の JIS では「患者漏れ電流Ⅱ」という名称であった

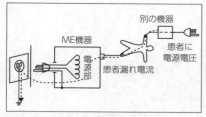

患者に乗った別の機器の電源電圧からF形絶縁装着部を介して流れる患者漏れ電流

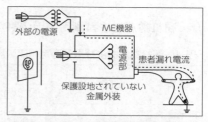

保護接地されていない金属の接触可能部分（外装など）に乗った外部の電圧から装着部を介して流れる患者漏れ電流

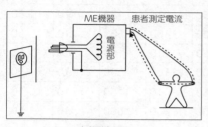

患者測定電流

文献1）より引用

》》 単一故障状態

表3　単一故障状態

電気的な単一故障状態
① 絶縁のいずれか1つの短絡
② 沿面距離または空間距離のいずれか1つの短絡
③ 絶縁，空間距離または沿面距離と並列に接続している高信頼性部品以外の部品の短絡および開路
④ 保護接地線またはME機器内部の保護接地接続の開路
⑤ 電源導線のいずれか1本の断線
⑥ 分離した外装をもつME機器の部分間の電源を供給する線のいずれかの断線
⑦ 部品の意図しない移動
⑧ 危険状態に結びつく導線およびコネクタの偶然のはずれによる破損

電気的な単一故障状態以外の単一故障状態
ME機器の変圧器の加熱，サーモスタットの故障，温度制限器の故障，液体の漏れ，危険状態になる可能性がある冷却の障害，動く部分のロック，モーター用コンデンサの切り離しおよび短絡，高酸素濃度雰囲気で使用するME機器の部品の故障，機械的ハザードを生じる可能性がある部分の故障，など

》 漏れ電流と患者測定電流の許容値

表4　漏れ電流および患者測定電流の許容値

単位［μA］

電流	説明		B 形装着部		BF 形装着部		CF 形装着部	
			NC[1]	SFC[1]	NC	SFC	NC	SFC
接地漏れ電流			5,000	10,000	5,000	10,000	5,000	10,000
接触電流			100	500	100	500	100	500
患者漏れ電流	装着部から大地	直流	10	50	10	50	10	50
		交流	100	500	100	500	10	50
	SIP/SOP に外部電圧	直流	10	50	10	50	10	50
		交流	100	500	100	500	10	50
患者測定電流		直流	10	50	10	50	10	50
		交流	100	500	100	500	10	50

文献2）より引用

1 ）NC：正常状態，SFC：単一故障状態
※直流規定値：直流による電解質溶液（人体組織）の電気分解が有害物質を生じさせ，人体を損傷するおそれがあるので，交流の 1/10 の値に設定

》 安全管理に必要な表示

表5　一般的な図記号

図記号	意味	図記号	意味	図記号	意味
⏚	保護接地（大地）	▽	等電位化	▢	クラスⅡの機器
⚠	注意 安全標識として使用する場合には ISO 3864-1 に従う規則を厳守する	❘	電源の "入"	◯	電源の "切"
⊙	機器の一部分だけの "入"	◌	機器の一部分だけの "切"	👤	B 形装着部
👤	BF 形装着部	♥	CF 形装着部	AP	AP 類機器
APG	APG 類機器	⚡	危険電圧	⊢👤⊣	耐除細動形 BF 形装着部
⊢♥⊣	耐除細動形 CF 形装着部				

文献2）より引用

40

Q JIS T 0601-1において正常状態での漏れ電流の許容値が最も大きいのはどれか。

1. 接地漏れ電流
2. 接触電流
3. 患者測定電流
4. 患者漏れ電流
5. 合計患者漏れ電流

正解 1

3 病院電気設備の安全基準

》 JIS T 1022：2018

☐ 医療施設の設備面からの安全確保も重要である

》 医用接地方式

☐ 設備側より漏れ電流を大地に導く

図1 医用接地方式の概念図

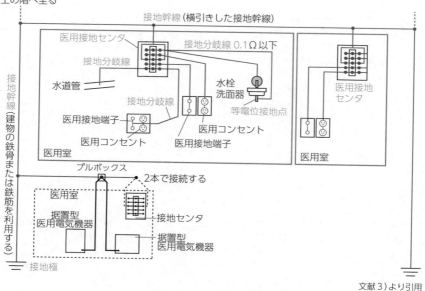

文献3）より引用

表1 医用接地方式

保護接地設備	概要
医用コンセント	● 接地形2極コンセント（3Pコンセント） ● コンセントの保持力（15A用：15〜60N, 20A用：20〜100N）
医用接地センタ	● 医用室の床面積の合計が50m²以下の場合は医用接地センタを共有できる ● 接地リード線と接地分岐線の絶縁被覆の色は緑/黄または緑であること ● 医用接地端子の端子部分と接地センタとを結ぶ接地分岐線の抵抗値は0.1Ω以下であること

（次頁に続く）

（前頁からの続き）

医用接地端子	●接地幹線として，建物の鉄骨や鉄筋を利用することがすすめられている
	●接地極の抵抗値は 10Ω以下を基準としている
	※10Ω以下とすることが困難な場合には，すべての医用室を等電位接地することで，100Ω以下とすることができる

☐ ミクロショックによる電撃（心室細動）を防止する

☐ 等電位接地（EPR）：EPR システムによってミクロショック（100μA = 0.1mA）を防止する。各機器の電位差が 10mV 以下であれば，人体の抵抗を 1kΩと仮定すると，人体に流れる電流を 10μA 以下におさえることができる

図2　等電位接地設備

接地幹線（横引き）

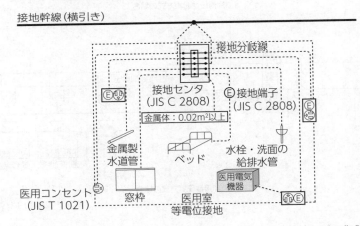

文献1）をもとに作成

表2　等電位接地

方法	患者環境内のすべての機器および露出金属部を 0.1Ω以下の導線で 1 点接地する
医用室	手術室，ICU，CCU，NICU，心カテ室など
範囲	患者環境（床上高さ2.3m／2.5m 水平方向の図）
許容値	10μA（ミクロショック防止の電流値）× 1kΩ（人体の代表抵抗）= 10mV 以内（許容値）

表中の図は文献4）をもとに作成

》 非接地配線方式

□ 一線地絡時にも電源供給確保する

図3 片側接地配線と非接地配線

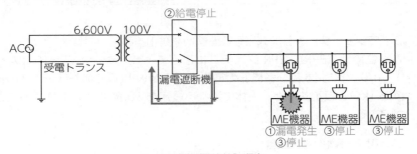

a 片側接地配線方式の場合

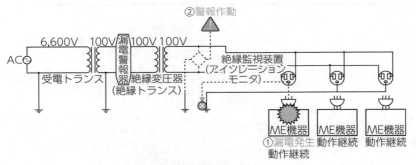

b 非接地配線方式の場合

文献1)より引用

表3 非接地配線方式

構成	概要
絶縁変圧器 (絶縁トランス)	●定格容量は 7.5kVA 以下 ●二重絶縁または強化絶縁を施したものであること ●二次巻線から一次巻線および金属外箱などへの漏れ電流は 0.1mA 以下
絶縁監視装置 (アイソレーションモニタ)	●電路の対地インピーダンスを計測 ●2mA を超える電流が流れる状態となった場合(地絡)には,表示灯と警報音とによって知らせる

》 非常電源

□ 停電時に電源供給を確保する

表4 病院の電源設備

	電源種別	停電から復旧までの時間	最小連続運転時間	備考
一般電源	商用電源	商用電源の停電復旧まで		
非常電源	一般非常電源	40秒以内	10時間以上	商用交流の停電で自動で切り替わり，商用交流が復旧したら自動で商用交流に切り替わる
	特別非常電源	10秒以内	10時間以上	
	無停電非常電源	0秒	ー	長時間の停電に備え自家発電装置へ自動で切り替わる

文献5）をもとに作成

表5 医用室のコンセントの識別

外郭表面の色	電源種別表示の有無	電源種別	備考
白	×	一般電源	特に表示は不要である
赤	×	一般非常電源	特に表示は不要である
	○	特別非常電源	「特別」などと表示する
緑	×	無停電非常電源	特に表示は不要である
規定なし	○	非接地配線方式	ほかの配線方式と識別できること

文献1）をもとに作成

Q 非接地配線方式について誤っているのはどれか。

1. ミクロショック対策として有効である。
2. 一線地絡時に電源供給を確保する。
3. 絶縁変圧器の定格容量は 7.5kVA 以下である。
4. 絶縁監視装置の警報は対地インピーダンスが 50kΩ以下の状態で動作する。
5. 接続する ME 機器に保護接地が必要である。

正解 1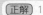

4 医療ガスに関する安全基準

》 医療ガス

☐ 医療の現場においてはガスを治療などに用いており，その安全を確保する

☐ 配管端末器

表1 医療ガスの配管圧力と配管流量

| | 酸素 | 亜酸化窒素 | 治療用空気 | 吸引 | | 二酸化炭素 | 手術機器駆動用窒素 | 圧縮空気 | |
				水封式	油回転式			治療用[1]	手術機器駆動用[2]
標準送気圧[3]	400 ± 40	400 ± 40	400 ± 40	40 〜70	50 〜80	400 ± 40	600 〜900[5]	400 ± 40	600 〜900
配管端末器最大流量[4] (NL/min)	≧ 60[6]	≧ 40	≧ 60[6]	≧ 40	≧ 40	≧ 40	≧ 300	≧ 60[6]	≧ 300

1) 手術機器駆動用圧縮空気と同一の供給源から，治療用空気を得る場合の数値を示す
2) 手術機器駆動用圧縮空気の品質についても，治療用空気と同等とする
3) 静止圧状態において，酸素は治療用空気，亜酸化窒素または二酸化炭素よりも 30kPa 程度高くする
4) 当該配管端末器だけを使用した場合に標準圧力範囲内で得られる流量。ただし，吸引の場合は開放状態で得られる流量
5) 配管端末器（アウトレット）に内蔵する圧力調整器を用いて，標準送気圧力を使用者が現場で調整できる機構とする
6) 同一配管区域内の 1 つの配管端末器において，流量が 120NL/min の場合，その圧力が 300kPa まで低下することが許される
※単位は kPa，吸引は − kPa（NL/min は 1 気圧 0℃でのガス流量）
※酸素はほかのガス圧よりも約 30kPa 高くなっている

文献 6）をもとに作成

》 医療ガス配管設備（JIS T 7101：2020）

☐ 医療ガスの安全供給を確保する

☐ 識別色による分類

表2 配管の識別色と表示

ガスの種類	識別色	ガス名	記号
酸素	緑	酸素	O_2
亜酸化窒素	青	笑気	N_2O
治療用空気	黄色	空気	AIR
吸引	黒	吸引	VAC
二酸化炭素	だいだい色	炭酸ガス	CO_2

（次頁に続く）

（前頁からの続き）

窒素	灰色	窒素	N₂
駆動用空気	褐色	駆動空気	STA
麻酔ガス排除	マゼンタ	排ガス	AGS

文献6）より引用

□ 誤接続防止対策（ガス別特定コネクタ）

図1　ピン方式とシュレーダ方式

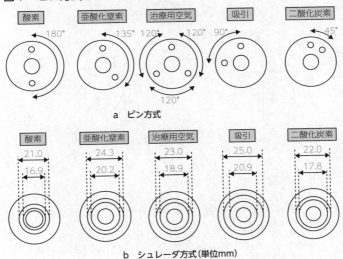

a　ピン方式

b　シュレーダ方式（単位mm）

文献5）より引用

□ DISS：二酸化炭素の配管端末
□ AGSS：麻酔ガス排除用配管端末

》 高圧ガス保安法

□ 医療に用いられる高圧ガスボンベの規定
□ 塗色によりボンベを分類

表3　ボンベの塗色

高圧ガスの種類	塗色の区分
酸素	黒
亜酸化窒素	ねずみ色
治療用空気	ねずみ色
窒素	ねずみ色
液化二酸化炭素	緑

※亜酸化窒素のみ，ほかのガスと区別できるように上部は青色塗色

文献5）より引用

図2　ヨーク式と"おねじ"

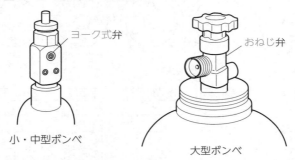

ヨーク式弁

おねじ弁

小・中型ボンベ

大型ボンベ

・内容量40L未満（小・中型）のボンベは"ヨーク式"によりガス別特定化している
・内容量40L（大型）ボンベは"おねじ"によりガス別特定化している
　※ただし，"おねじ"によりガス別特定化しているのは亜酸化窒素と二酸化炭素のみである

文献5）より引用

□　高圧ガスボンベのガス別特定
□　高圧ガスボンベ残量
　●気体で充填されている場合：ボンベ内圧より求める

> ガス残量 [L] ＝ボンベ内容積 [L] ×（ゲージ圧 [MPa*] × 10）
> ※ 1Mpa≒10kgf/cm²

・未使用の酸素ボンベの内圧は約15MPa（約150kgf/cm²）で充填されている
【例】内容量が10Lで，未使用の酸素ボンベの内圧（15MPa）が7.5MPaまで下がった場合の酸素ボンベ内ガス残量は，
10 × 150 ×（7.5/15）=750　より750Lとなる

● 液体で充填されている場合：ボンベ重量より求める

$$\text{ガス残量 [L]} = \frac{\text{ボンベ全体の重量 [g]} - \text{ボンベ容器重量 [g]}}{\text{分子量 [g/mol]}} \times 22.4 \text{ [L/mol]}$$

□ 安全基準

表4 酸素・亜酸化窒素の安全基準

● 容器は上下 2 カ所をチェーンまたはロープなどで固定する
● 容器は 40℃以下に保管する
● 容器のバルブ開閉は静かに行う
● 使用場所の 5m 以内（保管場所は 2m 以内）は火気厳禁とする
● ガスが噴出した場合は，通風の良好な場所へ移動させる
● 圧力計に顔を近付けない
● 接続部にグリースなどの油脂類を付着させない

≫ 診療の用に供するガス設備の保安管理について

□ 医療施設は，医療ガス安全・管理委員会を組織し，自らが医療ガスの安全供給に努める
□ 医療ガスの保守点検指針

表5 配管端末器の日常点検

● ネジ類のゆるみはないか
● カバーリングのゆるみや損傷はないか
● アダプタプラグは確実にロックされているか
● ガス漏れの音はしないか
● 使用していないアウトレットに器具やホースが接続されていないか

Q 高圧ガス容器（ボンベ）の保管場所に求められる条件として誤っているのはどれか。

1．風通しの良い場所
2．室内気温が 40℃以下の場所
3．直射日光が当たらない場所
4．転倒防止の措置ができる場所
5．周囲 5m 以内に火気がない場所

正解 5

4

機器安全管理

49

5 システム安全

》 信頼性と安全性
□ 患者や医療従事者の安全を確保するためには，システム全体として考える
  必要がある

》 信頼性
□ 確率からみた信頼性

図1 直列系と並列系

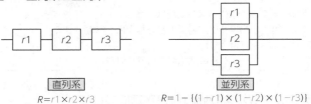

直列系
$R = r1 \times r2 \times r3$
構成要素の増加とともに信頼性
は低下する

並列系
$R = 1 - \{(1-r1) \times (1-r2) \times (1-r3)\}$
構成要素の増加とともに信頼性
は上昇する

文献7）より引用

図2 直列系の例

観血式血圧計による血圧測定

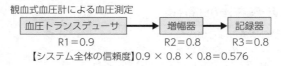

【システム全体の信頼度】$0.9 \times 0.8 \times 0.8 = 0.576$

文献5）より引用

図3 並列系の例

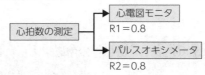

【システム全体の信頼度】$1 - \{(1-0.8) \times (1-0.8)\} = 0.96$

文献5）より引用

□ 時間経過からみた信頼性

図4 MTBFとMTTR

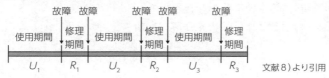

文献8）より引用

$$MTBF （時間 / 件） = 総稼働時間 / 総故障回数 = \frac{1}{n} \sum_{i=1}^{n} U_i$$

$$MTTR （時間 / 件） = 総修復時間 / 総故障回数 = \frac{1}{n} \sum_{i=1}^{n} R_i$$

$$A = \frac{MTBF}{MTBF + MTTR}$$

MTBF：平均故障間隔（平均動作可能時間）
MTTR（MDT）：平均修復時間（平均動作不能時間）
A（アベイラビリティ）：稼働率

》 システム安全の手法

☐ フェイルセーフ（fail safe）：故障やエラーがあっても危険な状態に陥らない安全機構

表1　フェイルセーフの例

- 輸液ポンプの気泡検出装置
- 麻酔器の亜酸化窒素遮断装置
- 原子力発電所では，発電所が停電しても，制御棒の働きにより炉心が安全に停止する
- 石油ストーブが転倒した際，自動消火する
- 踏み切りの遮断機が停電などで作動しなくなると，自重により遮断機は降りたままになる

☐ フールプルーフ（fool proof）：誤った操作ができないようにした安全機構

表2　フールプルーフの例

- ピン方式などによる医療ガス配管端末の誤接続防止機構
- 押してスライドさせないと動かない，体外式ペースメーカの電源スイッチ
- オートマチック車でシフトチェンジする場合は，ブレーキを踏まないとできない
- 扉を閉めないと回らない洗濯機
- ロックをはずさないと押せない給湯ポット

Q 図のように信頼度が異なる要素を並列に構成した場合，システム全体の信頼度はいくらか。

1. 0.32
2. 0.45
3. 0.55
4. 0.70
5. 0.96

信頼度 0.80
信頼度 0.80

正解 5

1 心臓ペースメーカ

》 心臓ペースメーカ

☐ 徐脈性不整脈に対し，心房や心室を電気刺激して心拍数を正常に保つ治療機器

》 適応疾患

☐ 洞不全症候群（SSS）
☐ 房室ブロック：2度房室ブロック（Mobitz II型），3度房室ブロック

》 体外式ペースメーカ

☐ 急性期や開心術後の不整脈発生時に，一時的に使用する
☐ カテーテル電極は，双極電極を用いる。distal はマイナス側に，proximal はプラス側に接続する
☐ 使用する電源は 9V アルカリ乾電池を用いる
☐ 誤操作を防ぐため，操作部の保護カバーは付けたままにする
☐ ミクロショックの防止：接続端子はタッチプルーフ型，使用時はゴム手袋を着用

》 植込み式ペースメーカ

☐ 内蔵の電源はヨウ素リチウム電池（寿命7年程度）が用いられる
☐ 本体の電源，電子回路はチタン製ケースで密封されている
☐ 本体は，左または右の前胸部の皮下組織内に植え込み，リードは鎖骨下静脈から右房または右室に挿入する
☐ 電極リード先端部（マイナス極）留置部位によって，心内膜電極と心外膜電極があり，それぞれ単極式と双極式に分けられる
☐ 双極電極は，リード先端のマイナス極近傍（1～2cm）にプラス極があり，単極電極は，本体金属がプラス極になっている

表1　双極電極と単極電極の比較

	リード径	耐久性	筋れん縮	雑音の影響	パルス電位
双極電極	太い	わるい	起こしにくい	受けにくい	確認しにくい
単極電極	細い	よい	起こしやすい	受けやすい	確認しやすい

》 設定

☐ ペーシング出力 0.1～10V，閾値 0.1～0.6V，パルス幅 0.5ms 前後

- □ 閾値の設定は，出力を徐々に下げ，心室刺激しない最低値にする
- □ 感度はセンシング閾値の 1/2～1/3，出力はペーシング閾値の 2～3 倍

》 ペーシングモード

- □ ICHD コード（NBG コード）を用いる
- □ 1 文字目は刺激部位，2 文字目は検出部位，3 文字目は応答様式，4 文字目はプログラム機能，5 文字目は抗頻脈機能
- □ 代表的なモードは，VOO，VVI，AAI，DVI，VDD，DDD など

表 2　機能分類

1 文字目（刺激部位）		2 文字目（検出部位）		3 文字目（応答様式）	
A	心房	A	心房	I	抑制
V	心室	V	心室	T	同期
D	心房・心室	D	心房・心室	D	抑制・同期
		O	なし	O	なし

》 DDD

- □ 心房用電極・心室用電極と 2 本のリードが必要である
- □ 1 文字目も 2 文字目も D であり（心房と心室の両方），3 文字目の自己心拍検出によって T（同期型）もしくは I（抑制型）として作動する
- □ 心房と心室の同調性を保つことができる生理的ペースメーカである
- □ 徐脈性心房細動は適応外である

》 体外式ペースメーカの点検

- □ 負荷抵抗（500Ω）を直接接続し，その抵抗両端をオシロスコープに接続してペーシングレート，出力電圧，パルス幅を点検する
- □ ペーシングシステムアナライザ（PSA）で測定することも可能

》 植込み式ペースメーカの点検

- □ 心腔内にカテーテル電極を挿入する PSA や，植込み部位の上にヘッドを近付け情報を読み取るプログラマを使って点検する
- □ リード抵抗（300～1,000Ω），ペーシング閾値，心内心電図を点検する

》 心臓再同期療法（CRT）

- □ 心室内伝導障害を伴った重症心不全症例に用いる
- □ 電極リードは 3 本（右房用，右室用，左室用）
- □ 右室と左室を同時にペーシングし，両室間の同調性を回復する

》 トラブル

□ ペーシング不全，センシング不全，感染，出血，リードの断線，電磁障害

図1　ペーシング不全とセンシング不全

①ペーシングパルスのあとにQRSを伴わない（ペーシング不全）

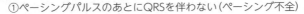

②ペーシングパルスが抜ける（ペーシング不全）

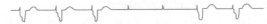

③センシングしていない（センシング不全）

> 自己心拍がでているのに
> センシングしていない

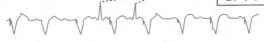

文献1）より引用

表3　電磁障害になるもの

電気メス	△	除細動器，AED	○	X線CT	×
MRI	△	超音波診断装置	○	ハイパーサーミア	×
携帯電話	△	電気毛布	○	電磁調理器	×

△：条件付きで使用できるもの，○：影響がないもの，×：影響があるもの

□ 携帯電話は，使用指針で植込み部位から15cm以上離して使用することが望ましいとされる

Q 植込み式ペースメーカについて正しいのはどれか。

1. 電源としてアルカリ乾電池を用いる。
2. DDD型では心房のみを検出する。
3. 双極電極のdistal（先端部）をマイナス出力端子に接続する。
4. パルス幅はオシロスコープを用いて測定する。
5. 刺激電極は左心室へ挿入し留置する。

正解　3

2 除細動器

》》 除細動器

- ☐ 心室細動や心房細動などの頻脈性不整脈に対して，電気ショックにより正常な調律に戻す治療機器

》》 種類

- ☐ 手動式除細動器，自動体外式除細動器（AED），植込み型除細動器（ICD）

》》 手動式除細動器の適応疾患

- ☐ 心室性不整脈：心室細動，心室頻拍
- ☐ 心房性不整脈：心房細動，心房粗動，心房頻拍
- ☐ 心房性不整脈に対しては，R波同期通電（カルディオバージョン）を行う
- ☐ 適応外：心静止，無脈性電気活動

》》 構成

- ☐ 本体と2つの通電電極で構成される
- ☐ 本体の電源はAC電源と内蔵バッテリ（二次電池）が装備されている
- ☐ 充電回路は，高圧トランス（100Vから約1,500Vへ昇圧），ダイオード，コンデンサで構成される
- ☐ 放電回路は，コンデンサ，コイル（ダンピング作用），負荷抵抗で構成される
- ☐ 出力波形は単相性と二相性があり，二相性はコイルが不要である
- ☐ 通電電極は2線とも接地端子よりフローティングされている
- ☐ パドル誘導を用いる際は，逆に付けると極性が反転する

図1 出力波形の種類

単相性波形

二相性波形

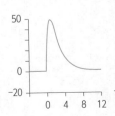

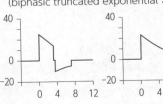

二相性切断指数波形
(biphasic truncated exponential：BTE)

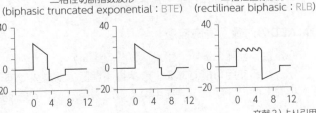

二相性直線波形
(rectilinear biphasic：RLB)

文献2）より引用

》 通電方法

□ 通電方法は，体外通電法と体内直接通電法，対象は成人用と小児用がある

表1 通電方法比較

			成人	小児
体外通電	電極面積		50cm²	15cm²
	出力エネルギー	心室（非同期通電）	150〜360J	2〜3 ×体重 [kg]
		心房（同期通電）	50〜150J	
体内通電	電極面積		32cm²	9cm²
	出力エネルギー	心室（非同期通電）	20〜60J	5〜20J

》 規格，取り扱い上の注意

□ 出力波形は，通電電極間に負荷抵抗（50 Ω）を接続し，オシロスコープを用いる

表2 規格値（単相性）

項目	許容値
内部放電時間	30秒から1分以内
通電時間	2〜5ms
最大出力電圧	5kV 以下
最大エネルギー値	360J

表3 取り扱い上の注意

パドルの取り扱い	胸壁に強く押し付ける（約5kg以上）⇒熱傷予防
ペーストの塗布	電極のみに塗布⇒胸全体に塗ると除細動効果が下がる
感電予防	●医師，介助者はゴム手袋着用 ●通電中の患者から離れる
酸素投与	通電時は酸素投与を中断する⇒発火，爆発の危険

》 自動体外式除細動器（AED）

□ 一般市民でも使用可能である

》 AEDの対象，適応疾患

□ 心室性不整脈のみ（心室細動，心室頻拍）
□ 乳児から使用可能である。心房性不整脈は対象外である
□ 小児には小児用パッドを用いる（成人用パッドでも使用可）

≫ AEDの構成

□ 本体と2個の通電電極で構成され，内部バッテリは充電機能がない一次電池を使用

表4 AEDの規格

項目	仕様
電源	リチウム電池，充電不要，約5年で交換
パッド	成人用と小児用あり，約2年で交換
出力波形	二相性波形（バイフェージック）
出力エネルギー	成人：150J，小児：50J

≫ AEDの操作

□ 心電図を自動解析し，音声ガイダンスに従い，通電ボタンは使用者が押す
□ セルフチェック機能があり，不備の場合，アラーム音やインジケータ表示で確認する
□ 心電図解析中は胸骨圧迫を中断する
□ ペースメーカ植込み部位の上はパッドを置かない
□ 体が濡れている場合は拭き取ってからパッドを装着する
□ 通電時には酸素投与を中断する
□ 貼り薬が貼り付けられている場合は，はがして薬を拭き取る

≫ 植込み型除細動器（ICD）

□ 心電図を持続的にモニタリングし，致死性不整脈（心室細動や心室頻拍）を検知した場合，除細動を行う装置
□ ペースメーカの機能を内蔵しており，抗頻拍ペーシング機能もある
□ 出力波形は二相性であり，エネルギーは10〜40Jである

≫ 両室ペーシング機能付き植込み型除細動器（CRT-D）

□ ICDによる除細動効果とCRTによる心不全改善の両方を併せもつ
□ 電極は右心室，左心室と右心房に留置する

Q ▷ AEDについて正しいのはどれか。

1. 心電図解析中も胸骨圧迫を行う。
2. 心房細動に対してはR波同期通電を行う。
3. 有資格者のみ使用可能である。
4. 日々の日常点検はオシロスコープを用いて行う。
5. 1歳未満にも使用可能である。

正解 5

3 電気メス

》 原理，構成

□ アーク放電を用いて高周波電流（300kHz〜5MHz）を生体に流し，生体組織を切開，凝固する

□ 本体，メス先電極，対極板で構成される

□ 周波数：500kHz が主流，負荷抵抗：メーカ指定値（100〜2,000Ω）

表1　切開と凝固の比較

	切開	凝固
作用原理	ジュール熱による蒸気爆発	タンパク変性
出力波形	連続正弦波	断続波（バースト波）
最大出力電力	400W	200W
組織温	300℃	70〜90℃

》 メス先電極（またはアクティブ電極）

□ アクティブ電極：モノポーラ電極とピンセット式のバイポーラ電極

表2　モノポーラ電極とバイポーラ電極の比較

	作用電極数	対極板	切開スイッチ ボタンの色	凝固スイッチ ボタンの色	出力
モノポーラ電極	1本	必要	黄色	青色	大
バイポーラ電極	2本	不要			小

》 対極板

□ 対極板は熱傷予防のため大きな面積が必要である（成人：100〜200cm²，小児：40〜70cm²）。対極板は滅菌が不要である

表3　対極板の装着部位

望ましい装着部位	避けたほうがよい装着部位
平坦で十分な装着面積を確保できる部位	突起した部位（骨，かかとなど）
血行のよい筋肉質な部位	傷跡が瘢痕化した部位
傷跡のない正常な皮膚面	血行が悪い部位
皮脂，汗，体毛で覆われていない部位	ペースメーカ植込みの近辺

》 出力形式

☐ 出力形式は，高周波接地形と高周波非接地形（フローティング形）がある

☐ 本体⇒アクティブ電極⇒対極板⇒本体以外の経路を通って流れる電流を高周波分流といい，熱傷のリスクが高い

☐ 高周波接地形は対極板側回路をコンデンサにより高周波的に接地しており，高周波分流が起こりやすい

☐ 高周波非接地形は対極板側回路を接地より絶縁しているが，高周波分流を完全に防ぐことはできない

☐ ECG モニタ電極は大きい電極を用い，脳波モニタでの針電極は使用禁忌である

図1　高周波分流

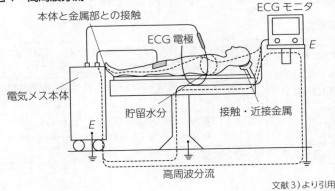

本体と金属部との接触

ECG モニタ

ECG 電極

E

電気メス本体

E

貯留水分

接触・近接金属

高周波分流

文献3）より引用

》 電気メスによる障害

☐ 感電，熱傷，爆発，電磁障害などのトラブルが発生しやすい

表4　電気メスの事故による熱傷

項目	原因
対極板部	対極板と生体との接触面積減少によるジュール熱発生
アクティブ電極	誤操作による意図しない部位へのアクティブ電極の接触
対極板回路抵抗 以外の回路形成	凹部に血液や生理食塩液が貯留している部位や 身体の一部が小さな接触面積で触れている場合
対極板回路抵抗の増大	対局板コードの断線，長すぎる，コイル状（ループ形成）

》 電磁障害

☐ 電気メス使用時に発生した周波数が他の ME 機器に入り，さまざまな影響を与える

表5　電気メス使用時による ME 機器に対する電磁障害

ME 機器	影響	対策
心電図	雑音混入	高周波ならびに低周波の除去
ペースメーカ	ペーシングパルスの抑制	モード変更（固定レート）
輸液ポンプ	注入停止・表示変化など	本体など 50cm 以上離して使用

- □ ペースメーカは，電気メス使用時は，一時的にモードを固定レート（VOO）へ変更する

》 安全対策

- □ 電気メス最大の問題点は熱傷事故であり，電気メスにはこれを防止する安全回路がある
- □ 対極板接触不良モニタはスプリット形対極板を使う

表6　安全モニタ

対極板断線モニタ	対極板コードを 2 本にして微小電流を流し，流れなくなるとアラームを発生させて出力を停止させる
患者回路連続性モニタ	本体⇒アクティブ電極⇒対極板⇒本体へ電流が流れたときのみ出力する
高周波分流モニタ	アクティブ電極からの高周波電流と，本体へ返ってくる高周波電流に差があると，アラームを発生させ出力停止させる
対極板接触不良モニタ	対極板が剥がれたときにアラームを発生し，出力を停止させる

》 電気的性能の点検

- □ 高周波漏れ電流は 200Ωの無誘導抵抗器を用い，150mA 以内を確認する
- □ 出力測定は 500Ωの無誘導抵抗器を用いて測定する
- □ 出力の設定値と実測値の誤差は± 20% 以内とする

Q 電気メスの取り扱いで不適切なのはどれか。

1. ペースメーカ植込み患者に用いるときは，固定レートへ変更しておく。
2. 対極板は滅菌しなくてもよい。
3. 対極板は血行のよい筋肉質な部位へ装着する。
4. 患者のかかとどうしが接触しないようにする。
5. 高周波非接地形の電気メスを用いれば，高周波分流は起こらない。

正解 5

4 光線治療器

》》 光線治療器

- □ 光線治療器（レーザ）：赤や緑など人工的につくられた光で一般的にはポインタなどに利用される
- □ 通常の光：太陽光や蛍光灯など一般的に白い光のこと

》》 レーザの特徴

- □ 単色性がよい：赤い光や緑の光
- □ 指向性がよい：一方向に光が進む
- □ 集光性がよい：光の焦点が狭い
- □ 干渉性がよい：波長が揃っている

》》 レーザの目的

- □ 組織の切開や出血部位の凝固
- □ 血流をよくして痛みを取り除く
- □ 体内で形成された石の破砕

》》 レーザの適応と治療

- □ 各種適応疾患に対するレーザ
  - ● 角膜切除術，角膜形成術⇒ ArF エキシマレーザ
  - ● 網膜凝固術⇒ Ar レーザ
  - ● 疼痛治療⇒半導体レーザ
  - ● 凝固・止血⇒ Nd：YAG レーザ
  - ● 尿路結石破砕，膀胱腫瘍⇒ Ho：YAG レーザ
  - ● 前立腺肥大治療⇒半導体レーザ，Nd：YAG レーザ，Ho：YAG レーザ
  - ● 歯科治療⇒ Nd：YAG レーザ，Er：YAG レーザ
  - ● 切開⇒ CO_2 レーザ

》》 レーザの伝送路

- □ レーザ光を効率的に伝送するためにレーザの減衰防止に各種伝送路が選択される
- □ 石英ガラスファイバ
  - ● 半導体レーザ，Nd：YAG レーザ，Ho：YAG レーザ
- □ 多関節マニピュレータ
  - ● CO_2 レーザ

- □ ミラー導光
  - ● ArF エキシマレーザ
- □ 中空導波路
  - ● Er：YAG レーザ

》レーザの波長・安全対策

- □ 眼障害
  - ● 眼の照射を防ぐため防護眼鏡を着用する
  - ● CO_2 レーザはガラス眼鏡で防護できる
- □ 引火による爆発
  - ● 高濃度酸素使用時には換気をする
- □ レーザの反射
  - ● 光沢のある手術器具は使用しない
- □ レーザの照射方向
  - ● 打ち下げ方向のみとする
- □ レーザの誤照射
  - ● レーザは 1 人で操作する

表 1　レーザの波長

種類	波長 [nm]
ArF エキシマレーザ	193
Ar レーザ	514.5
半導体レーザ	810
Nd：YAG レーザ	1,064
Ho：YAG レーザ	2,100
Er：YAG レーザ	2,940
CO_2 レーザ	10,600

Q レーザ光について正しいのはどれか。

1. レーザ光の特徴は単色性がわるいことが挙げられる。
2. ArF エキシマレーザの適応は網膜凝固である。
3. Ho：YAG レーザの適応は尿路結石破砕である。
4. CO_2 レーザの伝送路は石英ガラスファイバである。
5. レーザの安全使用にはすべてガラス眼鏡の着用で十分である。

正解 3

5 内視鏡

》内視鏡

□ 内視鏡：消化器（食道，胃，十二指腸そして大腸など）の異常に対し，口や肛門から内視鏡を挿入し先端に付いている電荷結合素子（CCD）カメラで検査や病変部の治療を行う

□ カプセル内視鏡：CCDカメラを内蔵したカプセルを飲み込み，消化器内部の観察を行う

□ 内視鏡外科手術：従来の開腹手術を内視鏡的に行うもので，腹部に開けた数カ所の小さい孔に内視鏡を挿入して病変部の治療を行う

図1 内視鏡の挿入方法

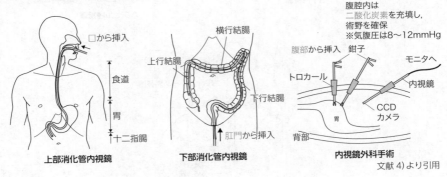

文献4）より引用

》内視鏡の目的

□ 内視鏡は検査目的に組織を採取，治療目的に腫瘍の切除や出血部位の止血そして狭窄部位の拡張を行う

□ カプセル内視鏡は従来の内視鏡により異常が見つからない場合に行う

□ 内視鏡外科手術は組織摘出術を内視鏡的に行う

》内視鏡の適応

□ 上部消化管の痛みがある場合や黒色便の人（内視鏡）

□ 小腸の出血が疑われる人（カプセル内視鏡）

□ 消化器や泌尿器などの臓器の外科的切除が必要な人（内視鏡外科手術）

》内視鏡の種類

□ 硬性鏡：筐体が固く直線的であり，主に内視鏡外科手術に用いられることが多い

□ 軟性鏡：消化器の彎曲に合わせて自在に彎曲でき，電子内視鏡の利用が最も多い

》内視鏡のシステム外観

図2　内視鏡の構造とシステム

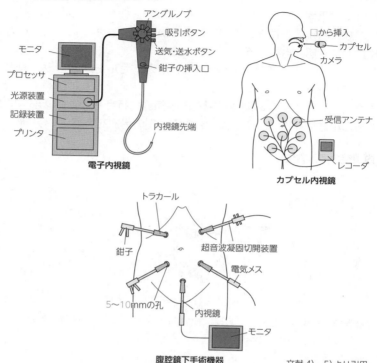

電子内視鏡

- モニタ
- プロセッサ
- 光源装置
- 記録装置
- プリンタ
- アングルノブ
- 吸引ボタン
- 送気・送水ボタン
- 鉗子の挿入口
- 内視鏡先端

カプセル内視鏡

- □から挿入
- カプセル
- カメラ
- 受信アンテナ
- レコーダ

腹腔鏡下手術機器

- トラカール
- 鉗子
- 5〜10mmの孔
- 内視鏡
- 超音波凝固切開装置
- 電気メス
- モニタ

文献4)，5)より引用

Q 内視鏡について正しいのはどれか。

1．電子内視鏡の光源は内視鏡の先端にある。
2．小腸内膜の観察には内視鏡を肛門から挿入する。
3．内視鏡先端部のCCDカメラの映像がモニタに映し出される。
4．内視鏡外科手術では腹腔内に二酸化炭素を充填する。
5．内視鏡外科手術で腹部に開ける孔の大きさは10cm程度である。

正解 4

6 超音波治療機器

》 超音波治療機器の目的

☐ 超音波吸引装置：肝臓や脳腫瘍などの切除や水晶体を破砕する

☐ 超音波凝固切開装置：動静脈血管の止血や組織を切離する

》 超音波治療機器の構造と仕様

☐ 超音波吸引装置：超音波により振動された振動チップを病変部に当て組織を破砕する

☐ 超音波凝固切開装置：振動するブレードと組織との摩擦熱により凝固切離する

図1 超音波吸引装置の先端構造

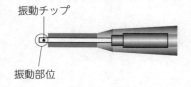

振動チップ

振動部位

図2 超音波凝固切開装置の先端構造

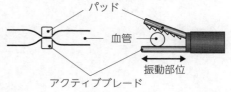

パッド

血管

振動部位

アクティブブレード

表1 超音波治療機器の仕様

	周波数	振動部の振幅
超音波吸引装置	23kHz，36kHz	100〜350μm 程度
超音波凝固切開装置	47kHz，55kHz	50〜100μm 程度

》 超音波治療機器の特徴

☐ 超音波吸引装置
- 超音波の発生方式は電歪型振動子と磁歪型振動子がある
- 磁歪型振動子は本体の冷却水として蒸留水が必要である
- 術野の洗浄液として滅菌生理食塩水が必要である
- 破砕組織や洗浄液を吸引できる

☐ 超音波凝固切開装置
- アクティブブレードは摩擦熱により 60〜70℃前後でタンパク質のコアギュラムを起こし，約 80℃で完了する
- コアギュラムにより血管を切離する際には血管の両端がシールされる
- 水分の多い組織ではミストを発生する

Q 超音波治療機器について正しいのはどれか。

1. 超音波吸引装置は，骨を破砕する。
2. 超音波吸引装置は，超音波を病変部に照射して組織を破砕する。
3. 磁歪型振動子を用いた超音波吸引装置は，生理食塩水で本体を冷却する。
4. 超音波凝固切開装置は組織中のタンパク質をコアギュラムに変性する。
5. 超音波凝固切開装置はパッドが振動する。 　正解 4

7 結石破石装置

》結石の形成
□ カルシウム，シュウ酸，リン酸などが結晶化して形成する
□ 結石は腹部や背部に激痛を引き起こすことがある

》結石破石装置の目的
□ 主に腎臓や尿管に発生した結石に衝撃波を当て破砕する

》結石破石術の術式
□ 体外衝撃波結石破石術（ESWL）
□ 内視鏡的結石破石術
● 経皮的腎結石砕石術（PNL），経尿道的尿管結石砕石術（TUL）

》衝撃波の発生原理

表1　結石破石装置の仕様と適応

治療機器の部位	破砕方法	衝撃波の発生原理	収束方法	適応
体外衝撃波結石破石術	水中放電	水中で電極をスパークさせることにより発生	反射鏡	腎結石，上部尿路結石
	圧電素子の超音波	圧電素子からの超音波から衝撃波を発生	球面収束	
	電磁振動	コイルに電気を流し平面板を振動させて発生	音響レンズ	
内視鏡的結石破石術	超音波	超音波振動により振動したプローブを結石に直接当てて破砕	―	下部尿路結石
	水中放電	水中で電極をスパークさせることにより発生	―	
	レーザ照射	レーザ光の照射により破砕	―	

Q 結石破石装置について正しいのはどれか。

1．水中放電方式の衝撃波の収束方法は球面収束である。
2．コイル型電磁振動方式の収束方法は反射鏡である。
3．ESWLはレーザ照射によって結石を破砕する。
4．PNLはプローブ先端を直接結石に当てて破砕することもある。
5．TULの適応は腎結石である。

正解 4

67

8 輸液ポンプ

》 輸液ポンプの目的

□ 単位時間当たりに正確な輸液量を投与すること

》 輸液ポンプの種類

□ ペリスタルティック方式：チューブを圧縮および弛緩させて薬液を送る。高流量の投与に適している
  - ● ローラ型
  - ● フィンガ型
□ ピストンシリンダ方式：シリンダ内筒に充填された薬液を送る。低流量の投与に適している
  - ● シリンジ型
  - ● ボルメトリック型

図1 ペリスタルティック方式

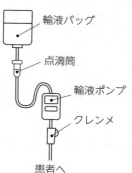

図2 ピストンシリンダ方式

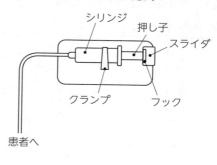

》 ペリスタルティック方式の分類

□ 滴数制御型：点滴筒に滴下センサを装着し，検出した滴下数によって流量を制御する
□ 流量制御型：ポンプのモータ数を調整し，流量を制御する

》 輸液セットの違いによる滴下量

□ 一般回路：20滴で1mL送る
□ 小児回路：60滴で1mL送る

》》 輸液ポンプの精度

□ ペリスタルティック方式の流量誤差：±10%
□ ピストンシリンダ方式の流量誤差：±3%

》》 輸液ポンプの異常と対策

□ 流量異常
  ① フリーフロー
  ● クレンメを開けたままドアを開けた場合，落差で急速に輸液されること
  ● 対策：ドアを開ける場合はクレンメを閉じてから開ける
  ② サイフォニング現象
  ● 患者より高い位置にシリンジ型ポンプがあり，かつフックから押し子がはずれた場合，落差で急速に輸液されること
  ● 対策：シリンジ型ポンプを患者と同じ高さに設置し押し子をフックに正しくセットする
□ 閉塞
  【例】クレンメを閉じた状態で運転開始した
  ● 対策：クレンメを開けた状態で運転開始する
□ 気泡検出
  【例】輸液セット内に気泡が混入した
  ● 対策：点滴筒内に適切に薬液を満たす
□ 電圧低下
  【例】バッテリが消耗した
  ● 対策：十分に充電し移動時のみバッテリ駆動にする
□ 電磁干渉
  【例】電気メスを使用した
  ● 対策：電気メス使用時には十分に距離を置く

》》 輸液ポンプの点検

□ 日常点検
  ● 外観点検では，本体，電源コード，センサなどの破損を確認する
  ● 機能点検では，セルフチェックや押しボタンの動作を確認する
□ 定期点検
  ● メスシリンダや測定機器を用いて流量精度を確認する
  ● 気泡の混入や閉塞アラームが動作するか確認する

Q 輸液ポンプについて正しいのはどれか。

1. ペリスタルティック方式はシリンジ型ポンプを含む。
2. ペリスタルティック方式の流量誤差は± 10％である。
3. サイフォニング現象を防ぐにはクレンメを閉じる。
4. 閉塞警報が発生する原因はクレンメを開放した場合である。
5. 流量誤差を確認するのは日常点検である。　　　　　　 正解 2

9 カテーテル

カテーテル治療の目的

□ 心血管インターベンション
- 虚血性冠動脈疾患に対し経皮的にカテーテルを挿入し，冠動脈の血管を拡張する

□ 経皮的動脈形成術
- 狭窄した動脈疾患に対し経皮的にカテーテルを挿入し，血管を拡張したり大動脈瘤に対しステントグラフト内挿術が行われる

□ カテーテルアブレーション
- 不整脈に対し経皮的にカテーテルを挿入し，異常部位を焼灼する

カテーテルの適応

□ 心血管インターベンション
- 冠動脈の狭窄により心筋虚血が証明されている場合

□ 経皮的動脈形成術
- 閉塞性動脈硬化症や大動脈瘤

□ カテーテルアブレーション
- 上室頻拍，心房細動，リエントリー性頻拍，WPW 症候群，心室頻拍，期外収縮

カテーテル挿入部位

□ 心血管インターベンションは大腿動脈や上腕動脈から挿入する
□ 経皮的動脈形成術は大腿動脈から挿入する
□ カテーテルアブレーションは大腿静脈や鎖骨下静脈などが選択されるが，患部により大腿動脈が選択され挿入することもある

心血管インターベンションによる冠動脈拡張方法

□ 経皮的冠動脈インターベンションの総称を PCI という
□ バルーン冠動脈形成術
- 拡張方法：スタンダード型，カッティング型
- 狭窄部位までバルーンを進めたら造影剤を注入してバルーンを拡張する

□ アテレクトミー
- 拡張方法：方向型，高速回転型（ロータブレータ）
- アテレクトミーを高速回転させることで石灰化部位を切除吸引や粉砕する

□ ステント
- 拡張方法：金属ステント，薬剤溶出性ステント
- バルーンの周囲に金属製のステントが織り込まれており，バルーンの拡張とともにステントが広がる
- ステント周囲の血管新生を抑制するため，薬剤がコーティングされているものもある

》 経皮的動脈形成術による焼灼方法
□ 血管の拡張方法は基本的に PCI と同じ

》 カテーテルアブレーションによる治療方法
□ カテーテル先端を不整脈（頻脈性不製脈のほぼすべてが対象）の発生部位に進める
□ マッピングシステムで焼灼部位を特定する
□ 300〜750kHz の高周波発生装置で異常伝導路を焼灼する
□ 通電時間は 30〜60 秒とし，カテーテル先端温度は 50〜60℃となる
□ 高周波電流は対極板で回収する

図1　カテーテルアブレーションの焼灼模式図

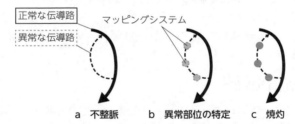

Q ▶ カテーテル治療について正しいのはどれか。

1. PCI についてバルーンの拡張にはヘリウムガスを用いる。
2. PCI についてステントはバルーンのみの拡張より再狭窄しやすい。
3. PCI について薬剤溶出性ステントは血栓形成を抑制する。
4. カテーテルアブレーションは低周波電流を用いる。
5. カテーテルアブレーションは心房細動に適応である。　　正解 5

1 デジタルデータの表し方

≫ コンピュータ内のデータ表現

- □ コンピュータの中では 2 進数ですべての情報を表す
- □ アナログは連続量，デジタルは整数のようにとびとびの値しかとらない離散量
- □ 2 進数：0 と 1 だけですべての数を表す方法
- □ ビット：2 進数 1 桁のこと。表せる数は 0 か 1 の 2 個
- □ バイト：2 進数 8 桁のこと。10 進数の 0〜255 を表せる

≫ 画像の表し方

- □ ピクセル（ドット）：画像は縦横等間隔の点（ピクセル）の集まりとして表す
- □ RGB：各ピクセルはカラーを表す場合，赤（Red），緑（Green），青（Blue）の 3 原色の組み合せで表現する

表 1　2 進数，16 進数，10 進数の関係

2 進数	16 進数	10 進数	2 進数	16 進数	10 進数
0	0	0	1000	8	8
1	1	1	1001	9	9
10	2	2	1010	A	10
11	3	3	1011	B	11
100	4	4	1100	C	12
101	5	5	1101	D	13
110	6	6	1110	E	14
111	7	7	1111	F	15

Q グレースケールで1,024階調を表現するには最低何ビット必要か。

1. 8
2. 10
3. 12
4. 256
5. 1,024

正解 2

6

情報処理工学

73

2 論理演算と論理回路

》 論理演算

☐ 論理演算とは 0（False）か 1（True）の 2 値しか取らない変数の演算

☐ 普通の数学では，＋，－，×，÷のような演算子を使うが，論理演算では AND，OR，NOT，NAND，NOR，XOR の 6 個の論理演算子を使って計算式を表す

☐ 論理式を回路で表したものを論理回路という

》 基本論理演算子

☐ AND，OR，NOT の 3 演算が基本である

☐ AND は「$X \cap Y$」または「$X \cdot Y$」と表し，X と Y がともに 1 のときだけ 1 になる

☐ OR は「$X \cup Y$」または「$X+Y$」と表し，X と Y のどちらかが 1 であれば 1 になる

☐ NOT は「$\bar{X}$」または「$\neg X$」と表し，X が 0 なら 1，逆に X が 1 なら 0 になる

》 よく使われる 3 つの論理演算子

☐ NAND（AND の否定）は，X と Y がともに 1 のときだけ 0 になる

☐ NOR（OR の否定）は，X と Y がともに 0 のときだけ 1 になる

☐ XOR（排他的論理和）は，X と Y のどちらかが 1 でもう片方が 0 のときだけ 1 になる（ExOR とも表記する）

》 論理演算素子

☐ 論理演算を実現する素子を論理演算素子（または論理ゲート）といい，図 1 のような記号で表す

図 1　論理演算素子

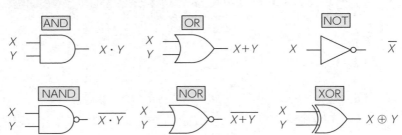

》真理値表

- ☐ 論理演算では変数の値は 0 か 1 である
- ☐ 入力が X と Y の 2 個の場合，入力のパターンは全部で 4 通りになる
- ☐ その 4 通りのそれぞれについて，出力がどうなるか計算すれば，論理式の値や論理回路の出力結果をすべて記述することができる

表1 代表的な 5 個の演算子に対する真理値表

入　力		出　力				
		AND	OR	NAND	NOR	XOR
X	Y	$X \cdot Y$	$X + Y$	$\overline{X \cdot Y}$	$\overline{X + Y}$	$X \oplus Y$
0	0	0	0	1	1	0
0	1	0	1	1	0	1
1	0	0	1	1	0	1
1	1	1	1	0	0	0

》論理式の計算

- ☐ 異なる解法が 3 つあるので，問題に合わせて簡単なものを使う
  - ● 論理式を変形する
  - ● 真理値表を作る
  - ● 図で考える（ベン図，論理図）

》ド・モルガンの定理

- ☐ 以下の 2 つの関係は，論理式の変形の際にとても有用である

$$\overline{X + Y} = \overline{X} \cdot \overline{Y}$$
$$\overline{X \cdot Y} = \overline{X} + \overline{Y}$$

Q 論理式として $\overline{A + B}$ に等しいのはどれか。

1. $A + B$
2. $\overline{A} + \overline{B}$
3. $A \cdot B$
4. $\overline{A} \cdot \overline{B}$
5. $\overline{A} \cdot B + A \cdot \overline{B}$

正解 4

3 アナログ信号のデジタル化

- □ A/D 変換（アナログ・デジタル変換）：生体信号（心電，脳波，筋電の電圧など）は時間も大きさも連続量なので，PC で処理するにはともにデジタル化する
- □ 標本化（サンプリング＝計測時間のデジタル化）：PC は連続計測ができないため，一定の短い時間間隔ごとに信号を測定する
- □ 標本化定理（サンプリング定理）：サンプリングの周波数は，信号に含まれる最大周波数の 2 倍以上が必要である
- □ エイリアシング（折り返し雑音）：サンプリング周波数が信号の最大周波数の 2 倍より小さいと，エイリアシングとよばれる本来なかった偽の信号が現れることがある
- □ 量子化（信号の大きさのデジタル化）：生体信号の大きさは連続量であるため，デジタル量に変換する必要がある
- □ 量子化ビット数：1 つのデータを表すのに使うビット数
- 【例】大きさが 0～1 V の信号を 10 ビットで表すと，$2^{10} = 1,024$ であるため，$1/1,024$ [V] ＝ $1,000/1,024$ [mV] ≒ 1 [mV] の精度で信号を表すことができる（より正確には $1/1,023$ [V]）

図1　生体信号の標本化（サンプリング）と量子化

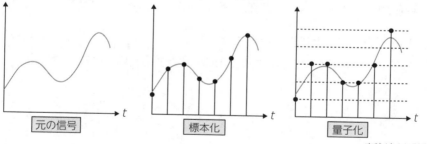

| 元の信号 | 標本化 | 量子化 |

文献 1）より引用

Q 最大周波数が250Hzの心電図信号を情報の劣化なくPCに取り込みたい。サンプリング周波数の理論上の下限は何Hzか。

1. 4
2. 8
3. 125
4. 250
5. 500

正解 5

4 通 信

》 変調, 搬送波

□ 変調：ネットワークを介してデータを伝送する際はデータを適切な形式の信号に変換する。この操作を変調とよび，大きくアナログ信号の変調とデジタル信号の変調に分けることができる

□ 搬送波：データを伝送する際の基本波形。サイン波とパルス波が代表的。原波形より高い周波数の波（搬送波）を変形させて（変調），データを送る

》 変調方式

□ AM：振幅変調。搬送波の振幅を変化させる

□ FM：周波数変調。搬送波の周波数を変化させる

□ PM：位相変調。搬送波の位相を変化させる

□ PAM：パルス振幅変調。AM のパルス波版

□ PCM：パルス符号変調。A/D 変換を行ったあと，デジタル化した信号の大きさをパルス列に変換する

□ PWM：パルス幅変調。パルス波の幅を変化させる

》 病院情報システム

□ HIS：病院情報システム

□ LAN：病院，大学，企業のような，ある組織や地域のネットワーク

□ DICOM：医用画像を保存，交換するための規格

□ PACS：医用画像をデータベースに保存し，閲覧するためのシステム

□ HL7：医療情報を交換するための代表的な標準規格

Q 次の組み合わせで間違っているのはどれか。

1. DICOM —— 医用画像のフォーマットと通信の規格
2. HIS —— 病院情報システム
3. LAN —— インターネットの別称
4. PACS —— 医用画像保管通信システム
5. HL7 —— 医療情報交換のための規格　　　　　　正解 3

5 画像・音声・動画のファイル形式

》 画像，音声の表し方

☐ 画像や音声をそのまま 2 進数にするとファイルサイズが大きくなるため，データを変換しファイルサイズを小さくすることが多い。これを圧縮という

☐ 圧縮した画像や音声を元に完全に戻せる場合を可逆，そうではない場合を非可逆とよぶ

☐ 画像の解像度は dpi または ppi で表す（1 インチ当たりのドット数）

☐ RGB カラーの場合に赤，緑，青の各原色に 8 ビットを当てると，各色を256 階調で表すことができ，全体で 16,777,216 色を表すことができる。これをトゥルーカラー，または一般にフルカラーとよぶ

》 代表的なファイル形式

☐ 静止画像：BMP（圧縮なし），JPEG（写真向き），GIF（イラスト向き），PNG（汎用）

☐ 音声：WAV（圧縮なし），MP3，AAC

☐ 動画：MPEG-4，MOV，AVI，FLV

》 JPEG

☐ 圧縮を行うが，原則として元の画像に完全に戻すことはできない（非可逆）

☐ 写真の保存に向いており，デジタルカメラのファイル保存形式として使われている

》 GIF

☐ 最大 8 ビットを使って 256 色まで表すことができる。可逆圧縮を行う

☐ イラストやアイコン，ボタンなどに向いている

》 PNG

☐ 比較的新しい規格で，フルカラー（1,670 万色）も 256 色も扱うことができる。可逆圧縮を行う

》 MP3

☐ 音声の代表的なファイル形式で，非可逆の圧縮方式

静止画像の圧縮方式はどれか。

1. MPEG-4
2. MP3
3. PIXEL
4. PNG
5. WAV

正解 4

 赤，緑，青の3原色の組み合わせで1,677万色（16,777,216色）を表現したい。各原色の表現に同じビット数を割り当てるとすると，それぞれ何ビットが必要か。

1. 4
2. 8
3. 12
4. 128
5. 256

正解 2

6 コンピュータ・セキュリティ

》 コンピュータやネットワークに対する脅威

- ☐ 利用者は，どのような脅威があるかと対策についての知識が不可欠である
- ☐ 悪意のあるソフトウェア：ウイルス，トロイの木馬，スパイウェア，ランサムウェア，キーロガー，ボットなど
- ☐ 詐欺：フィッシング，偽のウイルス警告，ワンクリック詐欺など
- ☐ 盗み：アカウントハッキング，クレジットカード番号ハッキングなど
- ☐ なりすまし
- ☐ 迷惑メール（SPAM）

》 コンピュータウイルス

- ☐ 不正に他人のコンピュータに侵入し，悪意のある活動をするソフトウェア
- ☐ 電子メールの添付ファイル，USB メモリ，ウェブサイトを閲覧した際など，さまざまなルートでコンピュータに侵入する
- ☐ 既存のプログラムを改ざんして活動し，自己増殖する

》 トロイの木馬

- ☐ ウィルスと同様の感染経路から侵入する
- ☐ 無害なプログラムを装っていることが多い
- ☐ 自己増殖はしないがコンピュータウイルスと同様の被害をもたらす

》 スパイウェア

- ☐ さまざまな情報を勝手に収集し，特定の相手に送信したりするソフトウェア

》 ランサムウェア

- ☐ 感染したコンピュータを所有者が利用できないようにし，身代金を要求する悪質なソフトウェア

》 キーロガー

- ☐ キーボードの入力を監視し，記録する。場合によっては特定の相手に送信する。クレジットカードの情報などを盗まれると金銭的な被害に直結する

》 ボット

☐ 他人のコンピュータを遠隔操作により悪用するソフトウェア。気付かれないように活動し，宣伝メールの送付や別のコンピュータへの攻撃などを行う

》 フィッシング

☐ 主に偽メールを使って，被害者を本物そっくりの偽サイトへ誘導し，アカウントやクレジットカード番号などを詐取する詐欺

》 SPAM

☐ 迷惑メール。ウイルスが添付されていたり，詐欺であることも多い

》 暗号化

☐ インターネットで安全にデータを送るには，データの暗号化が必須である
☐ 代表的な暗号化の仕組み：共通鍵方式と公開鍵方式がある
☐ 共通鍵方式：暗号化と復号化に同じ鍵を使う。データをやり取りする両者があらかじめ鍵を知っておく必要ある。高速な処理が可能
☐ 公開鍵方式：暗号化と復号化に別の鍵を使う。データの送り手は受け取り手が公開している鍵を使って暗号化を行うが，復号化は受け取り手のみ可能
☐ RSA：代表的な公開鍵方式。大きな数の素因数分解の困難さを利用する
☐ SSL：インターネットでデータを暗号化して安全に送受信するための規格。ウェブで安全にクレジットカード番号を送付するために利用されている

》 ファイアウォール

☐ ネットワーク内部のコンピュータを守るために，インターネットや他のネットワークとの境界に設置するコンピュータまたはそのためのソフトウェア

Q 悪意のあるソフトウェアではないのはどれか。

1. スパイウェア
2. マルウェア
3. ランサムウェア
4. ファームウェア
5. トロイの木馬

正解 4

1 生体計測の基礎

》生体計測の基礎

☐ 生体計測とは
- 生体内から生じているエネルギーをセンシング（感知）すること
- 生体外からエネルギーを加え反応をセンシングすること
- 生体内から気体，血液などを取り出し分析すること

表1　主な生体計測装置の計測方法

	生体計測装置	エネルギー
生体内よりセンシング	心電計，筋電計 脳波計，眼振図計	電気
	心音計	音波
	心磁図計，脳磁図計	磁気
	サーモグラフィ	赤外線
生体外よりエネルギー印加	呼吸数	電気
	超音波診断装置	音波
	X線，CT装置	放射線
	MRI	磁気
	パルスオキシメータ	光
	光トポグラフィ	赤外線
生体から抽出し分析	血液ガス分圧	化学量
	血液分析	

》生体計測装置の構成

☐ 必要な信号のみを増幅して記録，表示（波形・数値化）する。再現性と正確性が重要

☐ 心電図・筋電図・脳波計は電気信号なのでトランスデューサは不要

図1　一般的な生体計測装置の構成図

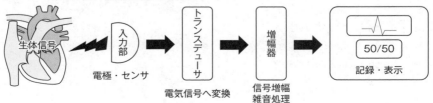

生体信号　電極・センサ　入力部　トランスデューサ　電気信号へ変換　増幅器　信号増幅 雑音処理　50/50　記録・表示

- ☐ 信号入力部
  - 必要な生体信号（Signal）と不要な雑音（Noise）の比（SN比）を大きくする
  - 雑音（ノイズ）には，内部雑音（熱，ハム，ショット）と外部雑音（商用交流，電磁誘導，漏れ電流）がある
- ☐ 内部雑音の原因：電子回路など計測装置内部により発生
- ☐ 内部雑音の対策：入力換算雑音が小さい増幅器を使用
- ☐ 外部雑音の原因：測定環境，手技により発生
- ☐ 外部雑音の対策
  - 測定者，測定装置，誘導コードを電源から離す
  - バンドパスフィルタ（ハムフィルタなど）を使用
  - 装置，患者，金属ベッド，周辺医療機器を接地する
  - シールドルーム，絶縁シートを使用
- ☐ 生体計測用電極
  - 接触面積が広いと接触インピーダンスは下がる
  - 電極面積が小さいと交流雑音の原因となる
  - 電極の素材を同じにすると電位差が生じにくい
  - 接触インピーダンスは周波数が大きいと低下する
  - 炭素電極（カーボン）はX線透過性が高いため，画像に写りにくい
  - Ag-AgCl（銀−塩化銀）電極は分極電位が小さい
  - 再使用型電極は電極の研磨をしてはいけない
  - 新品の電極はエージング処理（前処理）を行う
- ☐ 電極ペースト
  - 接触インピーダンスを下げる役割がある
  - 乾燥により接触インピーダンスが増加する
- ☐ トランスデューサ
  - 生体信号の物理・化学量を電気信号へ変換するデバイス
  - 生体信号の周波数特性に適したトランスデューサを選択
  - 測定する生体信号に反応し（選択性），測定外の信号に反応しない（特異性）性能を有し，入出力に対し直線性があるとよい
  - 測定感度が高く，誤差が少ないものを選択
- ☐ 増幅器
  - 雑音と生体信号は差動増幅器で電位差が増幅する
  - 生体信号に応じた入力インピーダンス特性を選択

表 2 トランスデューサの種類

トランスデューサ	測定物理量⇒変換物理量	主な計測機器
ストレインゲージ	圧, 変位⇒電気抵抗 (ホイーストンブリッジ回路)	観血的血圧計, 眼振図
ピエゾ素子 (圧電素子)	圧力変位⇒起電力 (圧電効果)	超音波診断装置, ペースメーカ心拍応答
ジルコン酸チタン酸鉛 (PZT)	電圧⇒起電力 (圧電効果)	超音波診断装置
サーミスタ	温度⇒電気抵抗	電子体温計
熱電対 (サーモカップル)	温度⇒起電力 (ゼーベック効果)	電子体温計
熱電対 (サーモパイル)	温度⇒起電力	耳式体温計
セレン化カドミウム (CdSe) 硫化カドミウム (CdS)	光⇒電気抵抗 (光導電効果)	光電脈波計
フォトトランジスタ	光⇒電流	容積脈波計
フォトダイオード, CCD	光⇒電流 (光起電力効果)	パルスオキシメータ, 内視鏡カメラ
テルル化カドミウム水銀 (HgCdTe)	赤外線⇒起電力 (ステファンボルツマンの法則)	サーモグラフィ
インジウムアンチモン (InSb)	赤外線⇒起電力 (ステファンボルツマンの法則)	サーモグラフィ
ホール素子	磁界⇒起電力 (ホール効果)	磁気センサ
SQUID	磁界⇒超電導電流 (ジョセフソン効果)	心磁図, 脳磁図
クラーク電極	酸素分圧⇒還元電流	血液ガス分圧
セバリングハウス電極	二酸化炭素分圧⇒起電力	血液ガス分圧
ガラス電極	pH⇒起電力	血液 pH

》 生体計測装置の原理

- □ 超音波画像計測：超音波を体外から照射し, 音響インピーダンスの異なる組織の境界面からの反射波を画像化
- □ 超音波血流計：赤血球に対する超音波の反射 (ドプラ効果) を利用して測定 (※同じ原理でレーザ式もある)
- □ 電磁血流計：血管内に磁場を与え, 生じる起電力を測定するファラデーの法則を使用

- □ 光トポグラフィ：頭部に近赤外光を照射し，大脳皮質の血流変化を測定
- □ 呼吸流量計：呼吸の流れの入口と出口の圧力差を計測する差圧式，熱線の温度抵抗差で測定する熱線式がある
- □ サーモグラフィ：人体から放射される赤外線を検出して画像化
- □ 体温計：サーミスタを用いて熱平衡の値を読む方式，温度上昇の平衡温度を予測する方法がある
- □ 深部体温計：体表面を加温し身体内部の体温（鼓膜温，直腸温）を測定
- □ 心臓・脳磁図計：生体からの磁気電流や磁場を測定
- □ SQUID：超電導のジョセフソン効果を利用して，微弱な磁界を測定
- □ X線CT：X線の吸収係数をCT値として計算し，画像化
- □ MRI：磁場をかけて共鳴した水素密度を画像化
- □ SPECT・PET：γ線を放出するRI（放射線元位素）を注入し検出

≫ まとめ

表3　各計測計のまとめ

	心電計	脳波計	筋電計
時定数	3.2 秒	0.3 秒	0.03 秒
標準感度	10mm/1mV	50μV/5mm	500μV～1mV/1DIV
周波数特性	0.05～100Hz	0.5～100Hz	2Hz～10kHz
CMRR（同相弁別比）	89dB 以上	100dB 以上（推奨）	60dB
入力インピーダンス	2.5MΩ以上	単端子：5MΩ 2端子間：10MΩ以上	10MΩ以上
最小検知電流	20μVp－p		
入力換算雑音	30μVp－p	3μVp－p	10μVp－p
標準紙送り速度	25mm/秒	30mm/秒	30mm/秒
校正電圧	1mV	1mV	50μV

Q 生体計測について正しいものはどれか。

1．接触インピーダンスは大きいほうが正しく測定できる。
2．Ag-AgCl（銀－塩化銀）電極は分極電位が大きい。
3．ストレインゲージは光を電気抵抗に変換する性能がある。
4．電磁血流計はフックの法則が原理として使われている。
5．SQUID はジョセフソン効果が利用されている。　　正解 5

2 心電図，心電計

》 心電図

- ☐ 心臓の活動により生じる電気の大きさと向きを波形で表したもの
- ☐ 測定電極に向かう波形は陽性，遠ざかる波形は陰性にて表される
- ☐ 刺激伝導系：洞結節⇒房室結節⇒ヒス束⇒左右脚⇒プルキンエ繊維の順に電気刺激が伝わる
- ☐ P波：心房の脱分極（心房の収縮）を示す
- ☐ P-Q時間：血液が心房から心室へ流入する房室伝導時間を示す
  - ● 0.21秒以上の延長は房室ブロックである
- ☐ QRS波：心室脱分極（心室の収縮）を示す
  - ● 0.12秒以上の延長は脚ブロックである
- ☐ T波：心室の再分極を示し，心筋虚血障害によりST部分が変化
- ☐ 心室の拡張期はT波の終端からR波，収縮期はR波からT波の終端で示される
- ☐ 心筋梗塞では幅0.04秒以上，R波高1/4以上の深さの異常Q波が出現した誘導と，誘導に対応した部位から梗塞の場所を推測できる
- ☐ 心拍数の計算［回/分］：60［秒］/R-R間隔［秒］

図1　心電図と刺激伝導系

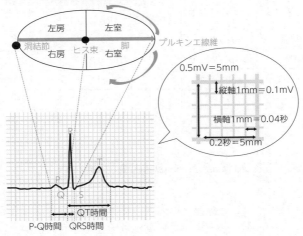

》 心電図の測定方法

- ☐ 心電図は一般的には12誘導の波形が測定される
- ☐ 双極誘導（第Ⅰ，Ⅱ，Ⅲ誘導）：2点間の電極の電位差を導出する

- 双極誘導の四肢誘導はアイトーフェンの三角形原理を用いる
- 双極誘導の関係性はⅡ誘導＝Ⅰ誘導＋Ⅲ誘導である

□ 単極肢誘導（aVR，aVL，aVF），単極胸部誘導（V1〜V6）：1点の誘導電極と他電極を結合した電極（中点電極）の電位差から導出する
- 単極肢誘導はウィルソン結合電極の1.5倍の振幅が得られるゴールドバーガーの結合電極を基準とする
- 単極肢，単極胸部誘導は四肢誘導電極を結合したウィルソンの中点電極を基準とする
- 四肢誘導の右足（黒）は不関電極である

図2　双極誘導

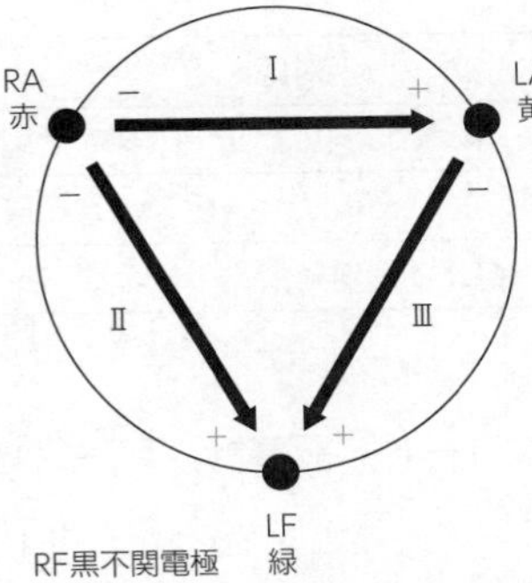

図3　ゴールドバーガー誘導（単極肢誘導）
※ aVR 誘導の例

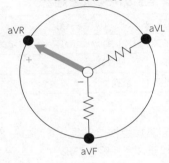

RA 赤

I

LA 黄

Ⅱ

Ⅲ

LF 緑

RF黒不関電極

aVR

aVL

aVF

- デジタル心電計は胸部6誘導と双極誘導の2つの誘導の計8誘導（Ⅰ，Ⅱ，Ⅲ，V1〜V6）から計算され，12誘導を記録できる

表1　ウィルソンの胸部誘導（単極胸部誘導）

誘導	カラーコード	電極位置（＋）	（−）
V1	赤	第4肋間胸骨右縁	ウィルソンの中点電極
V2	黄	第4肋間胸骨左縁	
V3	緑	V2とV4の中点	
V4	茶	第5肋間と左鎖骨の中線の交点	
V5	黒	左前腋窩線のV4の高さ	
V6	紫	左腋窩中線のV4の高さ	

》 心電図の記録

□ 心電図測定時の注意点
- 金属ベッドはアースする
- 誘導コード間の面積は束ねて最小にする

- 電極誘導コードと電源コードは離す
- 電極装着時はアルコール綿で皮脂を除去
- アースは等電位とする

□ 周波数特性
- 時定数：低域周波数成分に対する心電図の応答性
- QRS 波は高域周波数成分，ST 波は低域周波数成分である
- 時定数が小さくなると低周波成分（ST 波）が影響を受ける
- 高域遮断（ローパス）フィルタ，低域遮断（ハイパス）フィルタ，ハムフィルタ（商用交流）でノイズに対応できる
- 基線ドリフトは低周波成分，筋電図は高周波成分である

表2　主な測定上のトラブルと対応

ノイズの種類	特徴	対応
商用交流ノイズ	基線に細かく規則正しいノイズ	アースの確認，ハムフィルタの活用
筋電図ノイズ	基線に不規則なノイズ	緊張，振戦の抑制，電極の位置調整
ドリフトノイズ	基線が大きく波打つノイズ	呼吸や発汗への対応，電極の汚れ・外れ

□ 心電計の点検
- 保守（日常）点検：外観，電源コード，誘導コード，記録計，アース線，感度，校正波形，疑似波形
- 故障時点検：ヒューズ交換，誘導コード断線
- 定期点検：バッテリ，漏れ電流

Q 心電図および心電計について正しいものはどれか。

1. 右手と左手の電極を逆に装着すると第Ⅲ誘導の波形の極性が逆になる。
2. ドリフトノイズの対応としてアルコール綿で皮脂を除去した。
3. 心電図波形の QRS 波形は心室の再分極過程を示す。
4. 単極胸部誘導のみを測定する際は四肢誘導電極が不要である。
5. 右手と左手の電極を逆に装着すると aVR，aVF 誘導の記録位置がそれぞれ逆の位置に記録される。

正解 2

3 心電図モニタ，テレメータ

≫ 心電図モニタ

- □ 長時間連続的にモニタリングを行い，心拍や不整脈を監視
- □ 有線式と無線式がある
- □ 胸部体幹による3点誘導（Ⅰ，Ⅱ，Ⅲ），5点誘導（Ⅰ，Ⅱ，Ⅲ，aVR，aVL，aVf，V5）を用いる
- □ 心臓の電気軸に平行でP-QRS波形が観察しやすい第Ⅱ誘導や，心室の虚血に鋭敏なV5誘導を選択
- □ 心拍数は心電図のR波の間隔（R-R間隔）より計測
- □ 呼吸数は心電図電極の2点間に高周波電流を流し，胸郭インピーダンスの変化から計測
- □ 波形の解析によりST変化や不整脈を監視できるが，診断ではない

≫ 医用テレメータ

- □ 送信部：心電図のアナログ信号をデジタル信号に変調して送信する。誘導コードをアンテナとして機能させる
- □ 受信部：アンテナ式の空中線方式と，同軸ケーブル方式がある
- □ 変調方式
  - ● AM変調方式は送信波の振幅が変化
  - ● FM変調方式は送信波の周波数が変化
  - ● FM変調方式はAM変調方式より雑音に強く，広い周波数帯域が必要
  - ● デジタル値に合わせた搬送波の周波数が変調するFSK変調方式が採用される場合が多い
- □ 割り当て周波数
  - ● UHF（極超短波）420〜450MHzで6バンドに割り当てられる
  - ● チャンネル番号4桁の最初の数字がバンドを表す
  - ● 近接する周波数としてアマチュア無線430〜440MHzがある
  - ● 送信機は周波数帯域幅によりA，B，C，D，E型に細分化

表1 医用テレメータの送信機の区分

	A型	B型	C型	D型	E型
中心周波数（kHz）	12.5	25	50	100	500
周波数帯域幅（kHz）	8.5	16	32	64	320
チャンネル数	1	2	4	8	40

□ 送信・受信性能
  ● 送信機の送信出力は A〜E 型 1mW 以下，E 型 10mW 以下である
  ● 院内の受信距離は送信周波数に対するアンテナ長により決まる
□ 混信防止
  ● 送信周波数が異なっても，相互変調により混信が起こる
  ● 混信しやすいチャンネルを分離するために 10 ゾーンに分ける
  ● テレメータの使用ゾーンは色ラベルで区別
  ● 隣接した病院や異なる階でも受信が可能なため異なる周波数を使用
□ テレメータのトラブル
  ● 電波が障害物に吸収，反射，経路長により干渉し合い，信号強度が変わる
    ことをフェージング現象とよぶ

表2 心電図モニタリングのトラブル

事象	原因
基線動揺	電極の外れ，ペースト乾燥，電極コードの断線，体動
脈拍の誤カウント	T 波の増高，R 波低電位，ペースメーカのスパイク，筋電位の混入
心電図波形の低電位	感度が低い，電極の位置，外れ，乾燥
心電図波形の乱れ	体動，電極の外れ，携帯電話，受信不良，電極コードの接触不良
受信不良	電池消耗，不適切なチャンネル設定，電極の外れ，電極コードの断線，電波干渉（LED，院内 LAN のアクセスポイント，監視カメラ，ナースコール，TV の有線ケーブル）
交流雑音の混入	アースの不良，電気毛布の使用，電極の接触不良

Q 心電図モニタおよびテレメータについて正しいものはどれか。

1．A/D 変換は受信部で行われる。
2．テレメータの周波数の割当ては VHF の 6 バンドである。
3．デジタル変調方式として FSK 変調方式が用いられる。
4．混信防止のためチャンネルは 6 ゾーンに分類する。
5．チャンネル番号は 10 桁で表される。

正解 3

4 脳波計

》 脳波計

☐ 脳神経細胞の活動電位を頭皮から検出して波形で表したもの

☐ 脳の器質的，機能的疾患の診断などに使用

☐ 平均振幅 20〜30 μV の微弱な信号を増幅

表1　脳波の周波数帯域別意識状態

	周波数帯域	脳波の種類	意識状態	波形図
徐波	0.5〜4Hz	δ（デルタ）波	熟睡	
	4〜8Hz	θ（シータ）波	浅睡眠	
速波	8〜14Hz	α（アルファ）波	覚醒・閉眼	
	14〜30Hz	β（ベータ）波	覚醒・開眼	
	30Hz	γ（ガンマ）波	覚醒・興奮	

》 脳波の測定法

☐ 電極

- 針電極：低インピーダンスであるが，感染のリスクがある
- 皿電極：電極インピーダンスが大きい，低侵襲である
- 分極の少ない AgCl が使用され，生理食塩水に浸し塩化膜を形成
- 白金電極はエージング処理（前処理）を行う

☐ 測定方法

- 単極導出法：耳朶の電極を不関電極とし，頭皮の電極との電位差を導出
- 単極導出法の 10/20（テン・トゥウェンティ）法は 21 個の電極を使用
- 双極導出法：頭皮の電極 2 点間の電位差を導出
- 単極 2 点間で−電位が大きくなれば＋の双極波形として記録される
- モンタージュ法：複数の電極間の脳波を組み合わせ導出
- リモンタージュ機能：保存データから測定電極を可変　※デジタル式

図 1　脳波電極

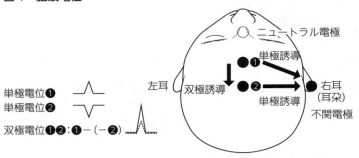

単極電位❶
単極電位❷
双極電位❶❷:❶－(－❷)

ニュートラル電極
単極誘導
双極誘導
単極誘導
左耳
右耳
(耳朶)
不関電極

□　正確な脳波測定の工夫
- 接触インピーダンスを 10k Ω以下にする
- ドリフトノイズの際に低域遮断フィルタの時定数を小さく(0.1 秒)する
  と低周波成分が抑制される
- 筋電図混入対策:高域遮断周波数を 60Hz 以上にする
- ノイズ対策:シールドルームを使用
- デジタル式は保存した波形から遮断周波数を調整可能

》 大脳誘発電位

□　視覚,聴覚,体性感覚の刺激を与えて,大脳の反応を導出
□　微小電位(0.1〜10 μV)のため加算平均処理で SN 比を改善し,波形を
　　増幅表示
□　加算平均処理は n 回で√n 倍になる　【例】25 回:$\sqrt{25} = 5$ 倍
□　視覚誘発で 100〜200 回,聴性誘発で 500〜2,000 回の加算を行う
□　潜時:刺激誘発して波形が出るまでの時間

表 2　大脳誘発電位の種類

誘発反応電位	誘発刺激法	反応
聴性誘発電位(AEP)	音	聴覚野
視覚誘発電位(VEP)	光	網膜・視覚野
体性感覚誘発電位(SEP)	電気(上下肢末梢)	脳皮質感覚野
聴性脳幹反応(ABR)	音	脳死判定・脳幹部

□　脳死判定
- 聴性脳幹反応(ABR):クリック音を聞かせて発生した脳波を測定
- 2〜3Hz の微小な波形を抽出するため加算平均化を行い,高感度
  (50μV/20mm 以上)にして高域遮断周波数を 60Hz 以上にする

●電極接触インピーダンスは 2k Ω以下で行う

》 脳波賦活法

□ 物理的，生理的刺激を加え異常脳波を誘発
□ 賦活方法：開閉眼法，過呼吸法，閃光刺激法，睡眠法

図2 異常脳波

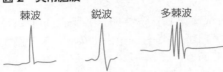

棘波　　　　鋭波　　　　多棘波

Q 脳波計について誤っているものはどれか。

1. β波は周波数 14～30Hz で覚醒・開眼状態である。
2. 白金電極は劣化するためエージング処理を行ってはいけない。
3. デジタル式脳波計は測定後のリモンタージュ機能がある。
4. デジタル式は測定した後から遮断周波数の調整が可能である。
5. 脳死判定の脳波記録は測定感度を 50μV/20mm とする。

正解 2

5

筋電計

》 筋電計

□ 筋の活動電位を検出し波形で表したもの

□ 筋電図の振幅は数μV〜数mVである

□ 誘発筋電図は電極で刺激して筋や神経の活動を測定

□ 誘発刺激はパルス幅が0.05〜1.0msecの矩形波で最大出力は300Vまたは100mA程度である

□ 筋神経活動の測定を行う際は白金線入り針電極を使用

□ 運動による筋活動の測定を行う際は表面皿電極を使用

□ 潜時：筋肉刺激が誘発されるまでの時間

□ 1点を刺激して末梢の誘発電位を刺激すると感覚神経伝導速度，近位と遠位の2点を刺激して測定すると運動神経伝導速度がわかる

図1 運動神経伝導速度

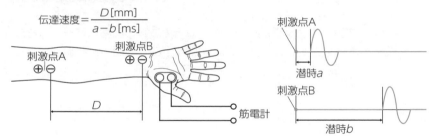

$$伝達速度 = \frac{D\,[\text{mm}]}{a-b\,[\text{ms}]}$$

》 正確な筋電図の測定の工夫

□ 目的の筋以外のアーチファクトが混入しないようアイソレータ（電気的絶縁）を使用

□ 感覚，知覚刺激伝導測定は加算平均処理を行う

□ 筋電図を音として表現するためにスピーカがある

> **Q** 筋電計について誤っているものはどれか。

1. 筋電図の測定時定数は0.3秒である。
2. 筋の誘発刺激出力は300Vである。
3. 筋肉刺激が電位として誘発される時間を潜時とよぶ。
4. 筋電計はアーチファクト防止のためにアイソレータを使用する。
5. 筋電図を測定するときはスピーカを使用する。

正解 1

6 血圧測定

》 血圧測定

- □ 血圧：心臓から拍出された血液が血管壁に与える圧力
- □ 収縮期血圧：心臓が収縮したときに生じる圧力（最高血圧）
- □ 拡張期血圧：心臓が拡張したときに生じる圧力（最低血圧）
- □ 脈圧＝収縮期血圧－拡張期血圧
- □ 平均血圧：心周期の平均血圧
  - 平均血圧＝（収縮期血圧－拡張期血圧）/3＋拡張期血圧
- □ 血圧は心拍出量×末梢血管抵抗で規定される
  - 心拍出量は心臓の収縮力と心臓に戻る血液量（前負荷）で決まる
  - 1分間の心拍出量は1回拍出量×心拍数で求められる
- □ 血圧測定には非観血的血圧測定法，観血的血圧測定法がある

》 非観血的血圧測定法

- □ 加圧帯（マンシェットまたはカフ）を巻き，加圧・減圧を行って血圧を測定
- □ 聴診法：カフを加圧して緩めたときに生じる動脈内の音（コロトコフ音）の発生・消失を聴診器やマイクロホンで測定
  - コロトコフ音は聞こえ始めが収縮期血圧，消失時が拡張期血圧である
- □ オシロメトリック法（振動法）：カフで動脈を圧迫して緩める際に生じる振動を圧力センサで測定
- □ 容積補償法：カフで加圧した際の血管外圧と内圧の間に生じる容積脈波を制御し，血管内圧を測定する。心拍ごとの連続測定が可能
- □ トノメトリー法：橈骨動脈を加圧して平坦にした際の圧脈波をセンサで感知し連続測定

表1　カフによる血圧測定値の誤差

カフ状態	誤差原因	収縮期血圧	拡張期血圧
心臓の位置に対して	高い	↓	↓
	低い	↑	↑
幅	狭い	↑	↑
	広い	↓	↓
巻き方	緩い	↑	↑
	強い	変わらない	↓
脱気速度	速い	↓	↑

7

生体計測

95

》観血的血圧測定法

□ 血管内にカテーテルを挿入し直接血圧を測定
□ 心臓の検査，治療，重症患者の観察のために連続的に測定
□ 構成：加圧バック（300mmHg 程度）⇒生理食塩水（ヘパリン入り）⇒トランスデューサ（フラッシュ機能付）⇒耐圧測定ライン⇒カテーテル針⇒動脈血管内　※モニターラインはトランスデューサから分岐

図1　観血的血圧計の構成

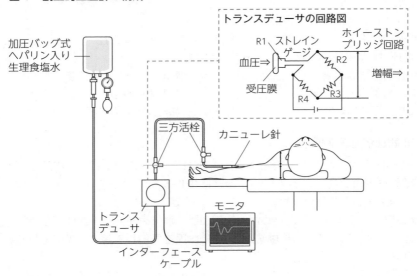

□ トランスデューサ：血管内圧をセンサして電気信号に変換
　● 血圧を感知した受圧膜によりストレインゲージが歪む。歪みにより生じた圧抵抗変化は圧電（ピエゾ）素子により感知され，ホイーストンブリッジ回路にて電圧変化として出力
　● カテーテル内を生理食塩水でフラッシュする機能がある
□ 正確な血圧の測定方法
　● トランスデューサの位置：右心房の高さ（腋窩中線，胸厚の 1/2 の高さ）
　● 受圧膜を大気解放として校正し 0mmHg の基準圧とする
　● トランスデューサの位置：患者より高いと血圧は下がり，低いと血圧は高く表示される
　● 波形の歪にはダンピングデバイスが効果的である

図2 観血的血圧波形

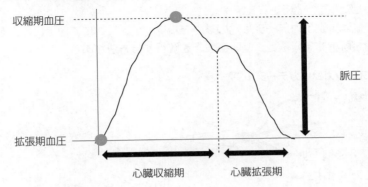

表2 観血的血圧値の誤差

誤差原因	状態	波形	血圧波形の特徴
トランスデューサの位置が心臓に対して	高い		低く表示
	低い	正常	高く表示
カテーテル内の気泡・凝血・壁に当たる			波形のなまり 脈圧が小さい
0点校正の不備			波形全体がずれる
カテーテルの振動			共振波形 脈圧の増大

》 静脈血管内圧測定

- ☐ 観血的血圧測定と同じ構成で，心臓の右心系の内圧を測定
- ☐ スワンガンツカテーテル：右心系圧力測定の先端に接続して心内圧，心拍出量，静脈酸素飽和度，血液温が測定できるカテーテル
- ☐ 測定圧力：肺動脈楔入圧（PCWP），肺動脈圧（PAP），右心室圧（RVP），右心房圧（RAP），中心静脈圧（CVP）
- ☐ アプローチ部位：内頸静脈，鎖骨下静脈，上腕静脈，大腿静脈
- ☐ 心拍出量測定：色素希釈法，熱希釈法，フィック法，インピーダンス法などがある
- ☐ サーモダイリューション（スワンガンツ）カテーテルの熱希釈法
  - ● 単回測定法（ボーラス測定）と連続測定法がある
  - ● 単回測定法：0℃の5％ブドウ糖を右心房に一気に注入し，血液温が復温

するまでの熱希釈曲線波形を積分化して求める（カテーテルと注入量に合わせた係数を設定）

●連続測定法：カテーテル内のサーマルフィラメントにて血液の加温を繰り返し解析する方法と，動脈圧波形を解析する方法がある

図3　スワンガンツカテーテル

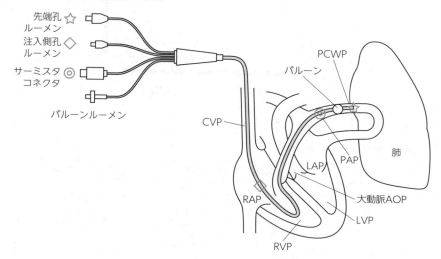

先端孔☆
ルーメン

注入側孔◇
ルーメン

サーミスタ◎
コネクタ

バルーンルーメン

CVP

PCWP

バルーン

肺

LAP

PAP

大動脈AOP

RAP

LVP

RVP

Q 観血的血圧計の構成要素として誤っているものはどれか。

1．フラッシュ機能
2．加圧バッグ
3．トランスデューサ
4．サーマルフィラメント
5．耐圧測定ライン

正解 4

7

パルスオキシメータ, カプノメータ

》 パルスオキシメータ

- □ 指先などの末梢組織の動脈血酸素飽和度（SpO_2）と脈拍数を経皮的に測定する装置
- □ 赤色光（660nm）と赤外光（940nm）を発するLEDと透過光を測定するフォトトランジスタで構成される
- □ 光電式脈波法：拍動時に変化する動脈血の容積変化の成分（容積脈波）を吸光度により測定する（静脈血および組織の吸光度は一定）
- □ 吸光度（透過光量）の比（赤色光透過光量／赤外光透過光量）を算出する
  - オキシヘモグロビン：酸素と結合したヘモグロビン（酸素ヘモグロビン）
  - デオキシヘモグロビン：酸素と結合していないヘモグロビン（脱酸素ヘモグロビン）
- □ 使用方法など
  - 装着部位：指先や耳垂。新生児は足の甲など（厚さ10mm前後）
  - 末梢動脈の収縮時（装着部位が冷たい），プローブ装着部位を温める
  - 装着部にフィットする形状のプローブを選択する
  - LEDとフォトトランジスタを対向させる
  - SpO_2の正常範囲：96%以上
- □ 注意
  - SpO_2：脈拍からみた酸素飽和度〔Saturation（飽和状態），pulse（脈拍），Oxygen（酸素）〕
  - SaO_2：動脈血から直接求めた酸素飽和度〔arterial（動脈，動脈血）〕

図1　パルスオキシメータの構造

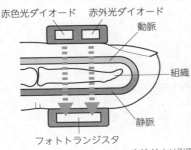

文献1）より引用

図2　ヘモグロビンの吸光特性

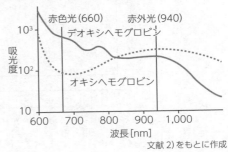

文献2）をもとに作成

表1　計測誤差要因および対応

誤差要因	状況
圧迫などによる血流阻害	血流の拍動による透過光の変動を測定⇒血流阻害（循環不全）状態では誤差が発生（静脈血が変動する疾患も同様）
末梢循環不全	
異常ヘモグロビン	一酸化炭素ヘモグロビンやメトヘモグロビンなど異常ヘモグロビンが含まれる場合
色素の影響	カルディオグリーン，インドシアニングリーンなど色素を用いる検査⇒透過光量に影響
マニキュア	透過光を吸収
激しい体動	受光信号にノイズの混入
外光の影響	強い照明や直射日光がセンサ受光部に入射すると受光信号に影響
電磁波	近くで強い電磁波を放出する医療機器を使用すると測定値に影響

》カプノメータ

□ 呼気中の二酸化炭素（CO_2）分圧を測定する装置

□ CO_2 が吸収する赤外線（波長：4.3μm）を照射し，吸収量より CO_2 濃度を推定する

□ 呼気終末の CO_2 分圧（濃度）〔$ETCO_2$（end tidal CO_2）〕を測定する

□ 肺によるガス交換が十分に正しく行われているか，集中治療，手術時など確実に気道が確保されているかを判断する指標となる（カプノグラフィ）

□ 動脈中の CO_2 分圧（$PaCO_2$）の指標となる

□ 正常値：35〜45mmHg 程度

□ 校正には，基準ガス（CO_2 濃度 0%：純窒素など）および標準ガス（CO_2 濃度 5% および 10%）を用いる

図3　カプノグラム

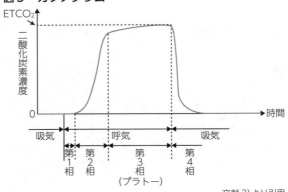

文献 3）より引用

図4　カプノメータ測定方式

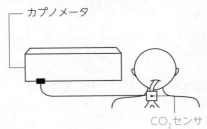

カプノメータ

CO₂センサ

a　メインストリーム方式
- リアルタイムで測定可能
- 送気量が変化しない
- 死腔が増える
- 呼吸回路にセンサの荷重がかかりやすい
  （キンク，事故抜管）

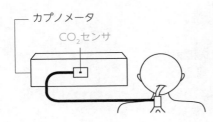

カプノメータ

CO₂センサ

b　サイドストリーム方式
- 測定にタイムラグが生じる
- 送気量が減少する
- 死腔が増えない
- 呼吸回路にほとんど荷重がかからない
  （チューブポートのみ）
- 結露によってサンプリングチューブが
  閉塞しやすい

Q パルスオキシメータ，カプノメータについて正しいのはどれか。

1．パルスオキシメータで使用する光の波長光は 4.3μm である。
2．カプノメータは動脈血中の二酸化炭素分圧を測定する。
3．パルスオキシメータは動脈血酸素分圧を測定する。
4．カプノメータは観血的に連続したデータが得られる。
5．両装置とも光の吸収量あるいは透過量を測定する。

正解 5

8 ガス分析

》 分析方法

☐ 血液（通常，動脈血）中の O_2 分圧，CO_2 分圧などを測定する方法
- 血液ガス測定，経皮的ガス分圧測定

》 血液ガス測定

☐ 動脈血検体の取り扱い
- 抗凝固薬を用いて採血
- 採血後，気泡を抜き，抗凝固薬との混和
- 可能な限り迅速に測定
- 測定時，凝血塊がないことを確認
☐ 動脈血液ガス指標
- 直接測定：酸素分圧（PaO_2），二酸化炭素分圧（$PaCO_2$），pH
  ※小文字の a は動脈血であることを示す
- 測定値から計算：酸素飽和度（SaO_2），重炭酸イオン濃度（HCO_3^-），
                base excess（BE）

》 血液ガス測定電極

表1 血液ガス測定電極

測定電極	測定法	電極	透過膜
pH 電極	ポテンショメトリック法（電圧測定）	ガラス電極	ガラス膜
PO_2 電極	アンペロメトリック法（還元電流測定）	クラーク電極	ポリプロピレン膜
PCO_2 電極	ポテンショメトリック法（電圧測定）	セバリングハウス型電極	テフロン膜

》 経皮的ガス分圧測定

☐ 皮膚に拡散する血液ガスを検知測定
☐ 皮膚を加温するとガス拡散に対する皮膚透過性が上昇
☐ 血中酸素含有量が一定と仮定，1℃上昇で PaO_2 は約 6％上昇
☐ 経皮的に測定される酸素分圧は PaO_2 より約 10％程度低い

》 経皮的ガス分圧測定電極

☐ センサ膜面と装着部との間にコンタクト液を介在

□ 経皮酸素分圧（tcpO₂）測定電極：クラーク電極
□ 経皮二酸化炭素分圧（tcpCO₂）測定電極：セバリングハウス電極
□ 経皮的ガス分圧測定器は両方の電極を有する
- tcpO₂, tcpCO₂ の測定は皮膚を約 43℃に加温
- 加温により皮下組織の毛細血管の血流が増加し，酸素分子や二酸化炭素分子が血管を介して皮膚面に拡散
- 酸素分子と二酸化炭素分子がそれぞれの電極の電解液へ拡散し，それらの量に比例する電位差が発生
- 発生した電位差より tcpO₂ と tcpCO₂ を測定
- サーミスタのフィードバック制御により加温し皮膚温度を一定に保つ
□ 測定部位にセンサ装着リングを貼り，コンタクトリキッドあるいはコンタクトジェルを滴下しセンサを固定
□ 注意事項
- 校正用ガスで校正後使用開始（測定部位を変更するとき・4 時間ごと・電極メンブラン交換後）
- 気泡の排除
- 生理的安定時間として 15〜20 分（この間，電極は皮膚を徐々に温め動脈を拡張）
- 加温により，熱傷のおそれがある
- 電極位置をおよそ 2〜4 時間ごとに変える

図 1　pH 電極

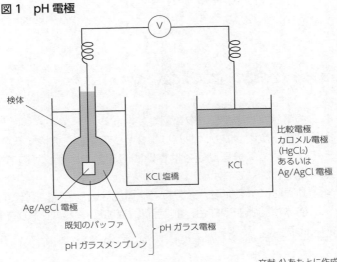

検体

V

KCl 塩橋

KCl

比較電極
カロメル電極
（HgCl₂）
あるいは
Ag/AgCl 電極

Ag/AgCl 電極
既知のバッファ
pH ガラスメンブレン
} pH ガラス電極

文献 4) をもとに作成

7

生体計測

103

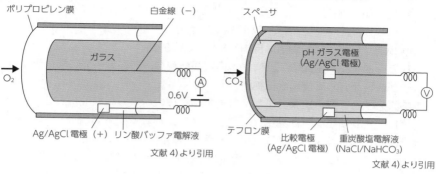

図2 クラーク電極

ポリプロピレン膜　白金線（−）　ガラス

O_2

Ⓐ

0.6V

Ag/AgCl 電極（＋）　リン酸バッファ電解液

文献 4）より引用

図3 セバリングハウス電極

スペーサ　pHガラス電極（Ag/AgCl 電極）

CO_2

Ⓥ

テフロン膜　比較電極（Ag/AgCl 電極）　重炭酸塩電解液（NaCl/NaHCO₃）

文献 4）より引用

図4 経皮的ガス分圧測定電極の構造

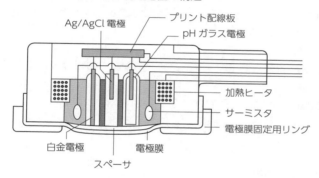

Ag/AgCl 電極　プリント配線板

pHガラス電極

加熱ヒータ

サーミスタ

電極膜固定用リング

白金電極　電極膜

スペーサ

文献 5）より引用

Q 血液ガス分析について誤っているのはどれか。

1．酸素センサはクラーク電極を使用する。
2．二酸化炭素センサはセバリングハウス電極を使用する。
3．経皮的ガス分圧測定では長期間の測定ではセンサ装着部位を変更しなくてもよい。
4．動脈血による血液ガス分析では可能な限り迅速に測定する。
5．検体が動脈血の場合，測定前に気泡および凝血塊の有無を確認する。

正解 3

9 体温計測

》体温

□ 体の深部の温度は大切な臓器の働きを保つために安定（約37℃）
□ 末梢側や表面の温度は，環境の影響を受けやすいため不安定で深部体温より低い
□ 測定方法：舌下温測定，腋窩温測定，直腸温測定，鼓膜温測定
　●直腸＞舌下＞鼓膜＞腋窩の順で正確性の高い測定が可能

表1　生体計測で用いられる体温の種類

体温の種類	計測部位
深部体温（中枢温）	体腔温（食道内，直腸内，膀胱内，鼓膜温度），肺動脈内血液温など
表在体温（末梢温）	筋肉・皮膚温，腋窩温など

※日常的に深部体温を測定することは不可能

》温度センサ：熱電対

□ 2種類の金属線を接続して閉回路（熱電対）を作り，両接点の温度差により回路に電圧が発生するという現象を利用（ゼーベック効果）
□ 熱起電力は，組み合わせる金属の種類と両接点の温度差に依存

図1　熱電対基本回路図

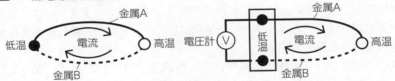

》温度センサ：測温抵抗体（白金・銅・ニッケルなど）

□ 金属の電気抵抗に対する温度変化の変化量を測定
□ 温度上昇により金属分子運動が増加し電気抵抗が上昇

》温度センサ：サーミスタ（セラミックス半導体）

□ 温度により電気抵抗値が変化
□ NTCサーミスタ：温度上昇で抵抗値が緩やかに減少
□ PTCサーミスタ：温度上昇で抵抗値が急激に増加
□ 測温抵抗体・熱電対より比較的応答が早く（1秒以下），感度が高い
□ 電子体温計に使用
　●実測式：センサの温度が体温と平衡状態まで計測
　●予測式：センサの温度上昇予測カーブから平衡状態の温度を計算

- ●予測式＋実測式：予測式で平衡温度を計算，その後実測式に切り替え

》 温度センサ：赤外線センサ

- ☐ ステファン・ボルツマンの法則を利用
  - ●熱輻射により黒体から放出される電磁波のエネルギーと温度の関係の物理法則。放出されるエネルギーは熱力学温度の 4 乗に比例
- ☐ 検出波長範囲：8〜14μm（大気の気体分子の透過率が高い波長域）
- ☐ 温度分解能：0.1〜0.01℃
- ☐ 赤外線センサの種類
  - ●熱型センサ：温度の上昇によって変化する電気的性質を検知（サーモパイル，サーミスタボロメータ，ゴーレイセル）
  - ●量子型センサ：光エネルギーによって起こる電気現象を検知。熱雑音低減のため冷却が必要
  - ●熱型は量子型より低コスト，広い感度域。量子型は熱型より応答が早く，高感度
- ☐ 赤外線温度計（耳式体温測定用，非接触式体温計：計測時間は約 1〜3 秒）
  - ●波長 10μm付近を測定（鼓膜，耳道の皮膚表面から放射される赤外線波長）
- ☐ サーモグラフィ（体表面温度分布測定）
  - ●体表面皮膚温度分布を測定，血流分布状態を色分布などに画像化
  - ●量子型センサ：テルル化カドミウム水銀（HgCdTe），インジウムアンチモン（InSb）など
  - ●熱型センサ：ボロメータ型遠赤外線検出器（アモルファスシリコンなど）
  - ●非冷却タイプでもペルチェ素子を利用して一定温度に保持し熱雑音を低減
  - ●検出精度を高める
  - ●ペルチェ素子：2 種の金属接合部に電流を流すことにより一方の金属から，もう一方へ熱が移動するペルチェ効果を利用した半導体素子
  - ●画像収集は 1 秒間に 30〜60 画像

Q 体温測定に使用される赤外線センサについて誤っているのはどれか。

1. 赤外線を電気信号に変換する。
2. センサには主に測温抵抗体が使用される。
3. 赤外線レーザの反射を測定する。
4. ボロメータ型は冷却をしなくても使用可能である。
5. サーモグラフィの赤外線センサは遠赤外線を測定する。 正解 2

10 画像診断法

X線診断装置

》 X線

□ X線は2種類
- 特性X線：電子軌道の外殻にある電子が，内殻の空孔に遷移するとき放出されるX線
- 制動X線：高速で運動する電子が原子核の近傍を通過するとき，原子核の電界により減速され放出されるX線

図1　X線の発生機序

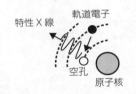
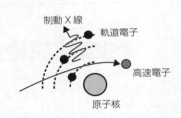

□ 物質との相互作用：光電効果，コンプトン散乱，電子対生成

低い ⇐ X線エネルギー ⇒ 高い

- 相互作用の大きさは物質の吸収係数に依存（原子番号，密度が高いほど高い）
- X線の減弱

透過後のX線量 $I = I_0 e^{-\mu x}$

半価層を用いたときの $I = I_0 \left(\dfrac{1}{2} \right)^{\frac{x}{x_{1/2}}}$

※ I_0：入射X線量，μ：吸収係数，x：物質の厚さ，I：透過後のX線量
※半価層：$I = I_0/2$ となる物質の厚さ $x_{1/2}$

- 空間では距離の逆二乗に比例して減衰

》 X線撮影

□ 物質を透過したX線量の分布を画像化

》 X線CT

□ スキャン形態：ノンヘリカルスキャン（コンベンショナルスキャン），ヘリカルスキャン

□ 検出器
- 単列検出器CT（シングルスライスCT）：検出器が1列，1回の回転で1枚の画像

生体計測

- 多列検出器 CT〔MDCT（マルチスライス CT）〕: 2 列以上（最大 320 列がある）の検出器，1 回の回転で 2 枚以上の画像
  ⇒ ヘリカルスキャンと多列検出器の組み合わせにより検査時間の短縮
□ 画像再構成: 濃淡画像として画像濃度値が与えられた CT 値で表現
- CT 値: 水の X 線吸収係数が基準。吸収係数の相対値で表現

$$CT 値 = \frac{\mu_t - \mu_w}{\mu_w} \times 1,000 \ [HU]$$

※ μ_t: 物質の X 線吸収係数
※ μ_w: 水の X 線吸収係数
※水の CT 値は 0 HU，空気の CT 値は −1,000 HU となる

図 2　人体組織の CT 値

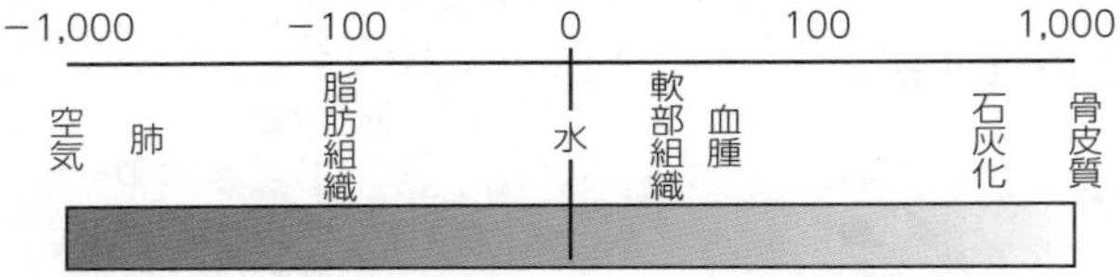

−1,000	−100	0	100	1,000
空気　肺	脂肪組織	水	軟部組織　血腫	石灰化　骨皮質

□ 画像再構成法: フィルタ補正逆投影法，逐次近似法など
□ 画質の向上: 空間分解能（ピクセル数）および濃度分解能（濃度階調）の向上

》 検査

□ 造影検査: 周囲軟部組織との X 線吸収差が少ない臓器（消化管，実質臓器，血管など）間のコントラストをつけて診断を容易にするため，造影剤を必要に応じて使用
□ 造影剤の副作用
- くしゃみ，嘔気，嘔吐，じんましん，アナフィラキシーショックなど

》 X線CTの長所・短所

表 1　X 線 CT の長所・短所

長所	● 非侵襲的に生体内構造を把握することが可能である
	● 検査時間が短い（1 スライス当たり 0.5〜0.8 秒）
	● 空間分解能に優れる（1mm 以下のスライス可能）
	● 骨や石灰化病巣，気体の存在診断に優れる
	● 造影剤投与により血管情報の取得が可能である

（次頁に続く）

(前頁からの続き)

短所	● X 線の被ばくがある
	● 骨や空気のアーチファクトにより脳幹や脊髄の検査に不適である
	● 被検者の安静，呼吸の停止が不可能な場合に検査が難しい
	● 造影剤による副作用がある

MRI

》 原理

□ 核磁気共鳴を利用
- 静磁場中の原子核にラーモア周波数と一致した RF（ラジオ波）パルスを照射⇒共鳴

$$ラーモア周波数\ \omega = \gamma \times B$$

※ γ：原子核固有の比例定数，B：静磁場の磁場強度

- NMR 信号測定可能核種：陽子数または中性子数が奇数である原子核
  ⇒ RF パルス照射終了⇒緩和現象の発生（NMR 信号発生，組織によって緩和速度に差）

□ 緩和現象：縦緩和（T1 緩和，T1 値），横緩和（T2 緩和，T2 値）を測定
- 生体のほとんどは水⇒水素原子核（陽子：プロトン）の NMR 信号を測定
- プロトン（^1H）の固有の比例定数 $\gamma = 42.57$MHz/T
  ⇒静磁場強度によりラーモア周波数が変化
- 緩和現象を利用してプロトンの分布状態・存在状態を画像化

》 装置の構成

□ 静磁場：一定の磁場を発生
□ 超高磁場：3.0〜4.0T，高磁場：1.0〜3.0T，中磁場：0.3〜1.0T，低磁場：0.3T 以下
□ シムコイル：磁場を均一にするためのコイル
□ 傾斜磁場コイル：信号発生位置を特定するためのコイル（X，Y，Z の 3 方向）
□ 送信受信コイル：RF パルス照射，NMR 信号受信コイル
□ コンピュータ（演算処理システム＋撮像制御システム）：装置制御，画像再構成

7

生体計測

》撮像方法

表2　SE法のTR，TEの長さと画像の関係

画像	TR	TE
T1強調画像	短い（200～400ms）	短い（10～20ms）
T2強調画像	長い（1,800～3,000ms）	長い（80～120ms）
プロトン密度強調画像	長い	短い

□ グラディエントエコー（GRE）法：T1強調画像，T2*強調画像など
□ エコープラナー法（EPI）：拡散強調画像など

》MRIの長所・短所

表3　MRIの長所・短所

長所	● X線を使用しないので，被ばくの心配がまったくない ● コントラストの鮮明な画像が得られ，正確な解析が可能 ● 人体のあらゆる部分を任意の角度から断面像として撮像でき，横断像のみならず，矢状断像や冠状断像も得られる ● 脳内部，脊髄，胸部，腹部，骨盤部，骨・関節・軟部組織，大血管などのさまざまな部位の画像が得られる
短所	● 測定時の所要時間が長い ● 骨や石灰化した部分の詳細画像は解像度があまりよくない ● 空間分解能が低い ● 撮像時にかなりの騒音がある

》アーチファクト（ノイズ・障害陰影：実際に存在しないもので画像上に出現したもの）

□ 動き：信号収集時間中に動く部分で発生
□ 折り返し：対象物より撮像範囲が小さい場合に発生
□ ケミカルシフト：脂肪と水の境界で発生
□ トランケーション：コントラストの高い境界で発生
□ 磁化率：磁化率の大きく異なった部位で発生

》装置の安全性

□ 高磁場の影響：磁性体の吸引，漏洩磁場の電子機器への影響（5ガウスライン）
□ 騒音：傾斜磁場スイッチングによるコイルの変形，振動

□ 検査の禁忌・注意事項
- 体内埋設磁性体の移動・発熱（刺青，手術歴）
- 体内埋設物（ペースメーカなど）
- 傾斜磁場による渦電流の発生（火傷）
- RF 吸収による体温上昇（発汗障害，代謝性障害）

RI画像診断装置

》 核医学検査

□ γ 線放出 RI で標識された特定の臓器に集まる放射性医薬品を投与
- 体外より放射線検出器により γ 線を測定
- 分布状態，速度や集積度の画像化により臓器組織への血流状態，代謝状態を検査

□ 使用する放射性同位元素
- 原子核が崩壊する際に単一の γ 線を放出する：single photon 放出核種
- 原子核が崩壊する際に陽電子 (positron) を放出し，放出された陽電子が消滅する際，2 本の γ 線を正反対に放出する：positron 放出核種

》 撮影

□ SPECT
- single photon 放出核種を使用する断層法
- 使用核種の半減期は PET 用より長く，検出する γ 線のエネルギーは低い

□ PET
- positron 放出核種を使用する断層法

□ X 線 CT と組み合わせた SPECT-CT，PET-CT
- 形態画像との融合画像により形態・機能の両面から病変観察が可能

表4　SPECT と PET に使用される核種

	核種	半減期	エネルギー [keV]
SPECT	^{99m}Tc	6.02h	141
	^{123}I	13.0h	159
	^{111}In	2.83d	171, 245
	^{133}Xe	5.25d	81
PET	^{11}C	20.38m	511
	^{13}N	9.96m	
	^{15}O	122s	
	^{18}F	109.8m	

超音波診断装置

》 超音波

□ 超音波：20 kHz（可聴周波数域上限）を超える音波
- ●医療用：数〜数十 MHz 程度
□ 超音波発生と検出：圧電素子の圧電正効果と圧電逆効果を利用
- ●圧電素子：圧電セラミック，高分子圧電材料，複合圧電材料
□ 超音波の伝播：一定距離は平面波として直進するが，限界点を過ぎると球面状に拡散
- ●平面波部分：近距離音場，球面状部分：遠距離音場
- ●周波数が高いほど直進性が高いが減衰が大きい
□ 伝播速度
- ●生体軟部組織：1,520m/s（35℃），水：1,482m/s（20℃），空気：344m/s（20℃）
- ●空気中伝播速度：約 331 + 0.6 t ［℃］ m/s，0℃乾燥空気：331.5m/s
□ 超音波の反射・透過率：2 つの媒質の固有の音響インピーダンスで決まる
- ●生体組織は音波に対し固有音響インピーダンスを有する
□ ドプラ効果：音波や電磁波などの発生源と観測位置の相対的な速度の存在により周波数が異なって観測される現象
- ●ドプラシフト周波数（ドプラ偏移周波数）：移動する音源の送信周波数 f の送信周波数 f_0 からの偏移

> ドプラシフト周波数 $f_d = f - f_0 = \dfrac{2v}{c-v} f_0$

※ f：移動する音源の送信周波数，f_0：送信周波数，v：反射体の移動速度 [m/s]，c：音速 [m/s]

※反射体の移動速度は音速に比較して $v \ll c$ となる

※ $f_d \fallingdotseq \dfrac{2v}{c} f_0 \Rightarrow$ 反射体の移動速度 $v \fallingdotseq \dfrac{c}{2} \times \dfrac{f_d}{f_0}$

》 装置

□ プローブの種類：リニア型，コンベックス型，セクタ型，ラジアル型

図3　各プローブの走査方式

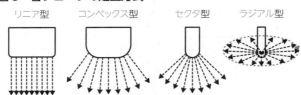

リニア型　　コンベックス型　　セクタ型　　ラジアル型

□ フォーカシング：方位分解能を向上させる
  ● 音響レンズ：屈折を利用して超音波ビームを集束，凸型で生体内音速よりも遅い素材（1,000m/s 程度，シリコンゴム）を使用
  ● 凹面振動子：圧電素子を凹面上に配列
  ● 電子フォーカス：振動子の動作タイミングを調節して波面を形成
□ 超音波断層法（パルス波）：A モード，B モード，M モード
  ● パルス波により距離（深さ）を換算

発信点から反射点までの距離（深さ）d [m]
$= 1/2 \times$ 超音波伝播速度 [m/s] $\times T$ [s]

※ T：発信から受信までの時間 [s]，音波伝播速度：1,530m/s（37℃，JIS 規格）

□ 超音波ドプラ法：連続波ドプラ（弁狭窄前後の圧較差が算出可能），パルス波ドプラ（カラードプラモード，パワードプラモード）
  ※ 送信波と直角（90°）に走行している血流速度の計測はできない（60°以下がよい）

》 検査

□ 使用周波数：体表に近い場合は高い周波数，深い場合は低い周波数を使用
  ● 周波数が高いほど分解能が高い
□ アーチファクト（虚像）：サイドローブによる虚像，多重反射による虚像，ミラー効果による虚像，超音波の屈折による虚像，骨・結石・石灰化などの後ろに観察される音響陰影，減衰・反射の起こらない部位の後方に観察される後方エコー増強など
□ 検査実施体位
  ● 基本的に仰臥位
  ● 腹部では臓器の重なり，腸管ガスを避けるために体位変換する
  ● 胆石：体位変換により移動することを確認。移動しなければ隆起病変
□ 超音波造影剤
  ● マイクロバブル：音響インピーダンス差を増加させ強い反射波を得る
  ● 血流動態や Kupffer 細胞への取り込み状態を画像化
□ 造影剤の副作用：アレルギーの既往のある患者は特に注意（必ず確認）

Q MRIとX線CT，超音波診断装置の比較で間違っているのはどれか。

1．肺の検査は X 線 CT が優れている。
2．MRI 検査は他と比較し制限が多い。
3．超音波診断装置はリアルタイムに表示できる。
4．MRI と超音波診断装置は放射線を使用しない。
5．MRI は移動しているものを画像化できない。

正解 5

1 生体の電気的特性

》 生体組織の導電率

☐組織・臓器の導電率：血液＞筋・肝＞脂肪・骨
☐細胞の導電率：細胞外液≒細胞内液＞細胞膜

》 周波数依存性

☐導電率：周波数の増加とともに増加
☐誘電率：周波数の増加とともに減少

図1　生体組織の導電率および比誘電率

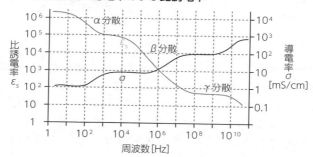

文献1）より引用

表1　周波数分散

分散	周波数帯	分散が生じる原因
α分散	数十Hz 付近	細胞膜周辺におけるイオンの動態
β分散	数MHz 付近	不均質な組織の構造
γ分散	20GHz 付近	水分子の誘電分散

Q 導電率が最も大きいのはどれか。

1．心筋
2．骨
3．肺
4．脂肪
5．血液

正解 5

2 生体の機械的特性

》 生体組織の力学的特性

- □ 生体組織は粘性と弾性が合わさった粘弾性という力学的特性を示す
- □ ヤング率：伸び弾性率。円柱状の物体の長軸方向に力を加えたとき，長軸方向にかかる応力を長軸方向に生じるひずみで割った値。単位は Pa または N/m^2
- □ ポアソン比：縦横のひずみの比。円柱状の物体の長軸方向に力を加えたとき，断面の直径方向に生じるひずみを長軸方向に生じるひずみで割った値。単位はない（無次元数）
- □ 組織・臓器のヤング率：骨＞腱＞動脈＞筋肉
- □ 生体軟部組織のポアソン比：およそ 0.5

》 血液の流れ

- □ 全血は非ニュートン流体
- □ レイノルズ数：流れの状態を表す無次元数（単位のない数）で，流体の粘性力に対する慣性力の比を表す。およそ 2,000 を境界に小さければ層流，大きければ乱流になる
- □ レイノルズ数が大きい血管：大動脈
- □ レイノルズ数が小さい血管：動脈，小動脈，静脈，小静脈，毛細血管

》 血液の粘性率

- □ 粘性率：流体の流れにくさを表す物性値。単位は Pa・S または P（ポアズ）
- □ 粘性率増加の要因：ヘマトクリット値の増加，毛細血管，体温が低下
- □ 粘性率減少の要因：流速（ずり速度）が増加，血管径が細くなる

Q レイノルズ数について正しいのはどれか。

1. 粘性率が大きいほどレイノルズ数は大きい。
2. 流速が大きいほどレイノルズ数は小さい。
3. 管径が小さいほどレイノルズ数は大きい。
4. 層流では乱流よりレイノルズ数は小さい。
5. 単位は Pa・s である。

正解 4

3 生体の光特性

》 光の種類

- ☐ 可視光線の波長：400〜780nm
- ☐ 赤外線の波長：780〜1,400nm ⇒ 近赤外線，1,400nm 以上 ⇒ 遠赤外線

図1　電磁波の波長と分類

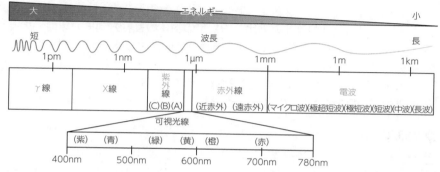

文献2）より引用

表1　紫外線の分類

種類	波長［nm］	特徴
UV-A （紫外線A波）	315〜400	最も地表に届き，最も皮膚深部に到達する。皮膚への照射により短期的なメラニンの沈着を生じる
UV-B （紫外線B波）	280〜315	一部が地表まで届く。皮膚への照射により長期的なメラニンの沈着および炎症（火傷）による紅斑を生じる
UV-C	100〜280	波長が短く，より光量子エネルギーが大きいが，ほとんど地表には届かない

》 光の性質

- ☐ 光は粒子（光量子）であると同時に波動としての性質をもち，反射，屈折，回折，干渉，ドプラ効果を示す
- ☐ 波長が短い光ほど光量子エネルギーが大きい
- ☐ 光の速度は波長に関係なく一定であるが，媒質によって伝搬速度が異なる
- ☐ 光は2つの異なる媒質の界面で反射する
- ☐ 波長が短い（周波数が高い）光ほど屈折率が大きい
- ☐ 波長が長い（周波数が低い）光ほど回折しやすい
- ☐ 赤，緑，青を光の3原色といい，これらの混色で多様な光の色が表現できる

》 生体成分の光吸収

□ 生体組織での光吸収特性はその組成に依存する
□ 近赤外線は生体成分による吸収が少なく，生体組織を透過しやすい
□ 組織・臓器の X 線吸収係数：骨＞脳＞水＞脂肪

表2　生体成分の光吸収特性

生体成分	吸収光	特徴
酸素化ヘモグロビン	赤外光	ヘモグロビンの光吸収特性は酸素濃度に依存して変化する
脱酸素化ヘモグロビン	赤色光	
メラニン	可視光線・紫外線	光に対する防御作用を果たす
水	遠赤外線	近赤外線は透過しやすい
タンパク質・アミノ酸	紫外線	波長 280nm 付近に吸収極大を示す

図2　生体成分の吸収スペクトル

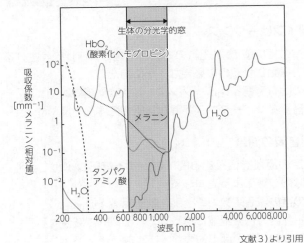

文献3）より引用

Q 生体の光特性について正しいのはどれか。

1. タンパク質は赤外線をよく吸収する。
2. メラニンは可視光線をよく吸収する。
3. 水は波長 800nm 付近の近赤外線をよく吸収する。
4. 酸素化ヘモグロビンは紫外線をよく吸収する。
5. 脱酸素化ヘモグロビンは赤色光をあまり吸収しない。　　正解 2

4 生体の音波・超音波特性

》 音波・超音波

- □ 音波は縦波（疎密波）である
- □ 音波のうち人間の可聴帯域は 20Hz～20kHz 程度であり，これより高い周波数の音波を超音波という

》 音波・超音波の伝搬速度

- □ 生体組織の音の伝搬速度：骨＞軟部組織＞肺
- □ 硬いものほど速く伝わる：固体＞液体＞気体

表1 生体組織の音波伝搬速度（およその値）

組織	骨	筋肉・血液・水・脂肪	肺	空気
伝搬速度〔m/s〕	4,000	1,500	650	340

》 固有音響インピーダンス

- □ 組織に固有の抵抗値で，「組織の密度×組織の音速」で表される。媒質を一定の速度で振動させるのに必要な音圧にあたる
- □ 生体組織の固有音響インピーダンス：骨＞軟部組織＞肺
- □ 超音波は音響インピーダンスが異なる組織の界面で反射する

》 音波・超音波の減衰

- □ 音波が一定の距離を伝搬する間に減少する音圧レベルを減衰定数という。減衰定数は周波数によって異なる
- □ 生体組織の音の減衰定数：骨・肺＞軟部組織＞血液
- □ 超音波は生体内の伝搬距離に対して指数関数的に減衰する
- □ 超音波の周波数が高いほど減衰が大きくなる

Q 固有音響インピーダンスが最も大きいのはどれか。

1．骨
2．脂肪
3．肺
4．血液
5．肝臓

正解 1

5

生体の放射線特性

》 放射線の種類と性質，生体作用

- □ 直接電離放射線：荷電粒子が物質に直接作用する放射線
- □ 間接電離放射線：非荷電粒子によって二次的に発生した荷電粒子が物質に作用する放射線
- □ 放射線加重係数：生体に対する作用の大きさは放射線の種類により異なる
- □ 組織加重係数：放射線感受性は生体組織の種類により異なる

表1 放射線の種類と性質

種類	放射線	実体	放射線加重係数
直接電離放射線	α線	ヘリウム原子核の粒子，＋電荷をもつ	20
	β線	電子あるいは陽電子の粒子	1
	電子線	電子の粒子，－電荷をもつ	1
	陽子線	陽子（水素イオン）の粒子，＋電荷をもつ	2
	重粒子線	炭素・ネオン・アルゴンなどの粒子	20
間接電離放射線	中性子線	中性子の粒子	5〜10
	X線	電磁波	1
	γ線	電磁波	1

表2 組織加重係数（ICRP2007勧告）

組織・臓器	乳房	骨髄（赤色）	結腸	肺	生殖腺	甲状腺	皮膚
組織加重係数	0.12	0.12	0.12	0.12	0.08	0.04	0.01

8

生体物性，材料工学

Q α線，β線，γ線について正しいのはどれか。

1．α線の実体は電磁波である。
2．β線の実体はヘリウムの原子核である。
3．γ線の実体は水素の原子核である。
4．いずれも電離作用をもつ。
5．生体作用の大きさはγ線が最も大きい。

正解 4

6 医用材料

》 セラミックス材料

- □ 生体活性（バイオアクティブ）セラミックス：生体内で吸収・代謝される
  - ● ハイドロキシアパタイト，リン酸三カルシウム，バイオガラス，結晶化ガラス
- □ 生体不活性（バイオイナート）セラミックス：生体内で化学的に変化しない
  - ● パイロライトカーボン，アルミナ，チタニア，ジルコニア

》 高分子材料

- □ 生体吸収性合成高分子：ポリ乳酸，ポリグリコール酸
- □ 天然高分子：キチン，セルロース，コラーゲン，ゼラチン，シルク

表1　主な医用材料と用途

用途	材料
人工肺（ガス透過膜）	多孔質ポリプロピレン，シリコーン
人工腎臓 （血液透析膜）	再生セルロース，セルローストリアセテート ポリスルホン，ポリエーテルスルホン ポリメチルメタクリレート ポリアクリロニトリル，エチレンビニルアルコール共重合体
人工血管	ポリエチレンテレフタレート ポリテトラフルオロエチレン（ePTFE），ポリウレタン
ステント	ステンレス鋼，ニッケルチタン合金，コバルトクロム合金
ペースメーカ	本体：チタン合金，電極：白金
人工骨	ハイドロキシアパタイト，リン酸三カルシウム， バイオガラス，結晶化ガラス
骨充填剤	リン酸三カルシウム

Q 血液透析膜に使用されない材料はどれか。

1. セルローストリアセテート
2. ポリメチルメタクリレート
3. ポリエチレンテレフタレート
4. ポリアクリロニトリル
5. ポリスルホン

正解 3

1 人工心肺

》 人工心肺装置

- □ 心臓および大血管手術時に使用
- □ 心臓停止中の心臓（体循環）・肺循環を代行する装置
- □ 部分体外循環
  - ● 人工心肺開始から自己循環が共存している状態
  - ● 術後人工心肺と自己循環が共存している状態
- □ 完全体外循環
  - ● 心臓（体循環）・肺循環を人工心肺で担い，部分体外循環以外の状態

》 回路構成

- □ 脱血回路（静脈回路）：通常は①，①＋②の方法で脱血した静脈血を貯血槽に導く
  ①落差脱血（約30cm～50cm）上・下大静脈，または右心房からの脱血
  ②陰圧吸引補助脱血（約－20mmHg～－40mmHg）
- □ ポンプ回路：貯血槽から熱交換器（人工肺）への回路
- □ 送血回路（動脈回路）：人工肺で酸素加された動脈血を上行大動脈，または大腿動脈に送血する回路
- □ 吸引回路：出血を回収し，貯血槽に戻して無血視野を確保する回路
- □ ベント回路：大動脈遮断後の左心系減圧（心臓の過伸展の防止），無血視野を確保する回路
- □ 心筋保護液注入回路：虚血時間を延長するため，心筋保護液を注入する回路　※常温での心筋虚血の安全限界は約30分とされている
- □ 血液濃縮回路：過剰水分を除去する回路

図1　回路構成

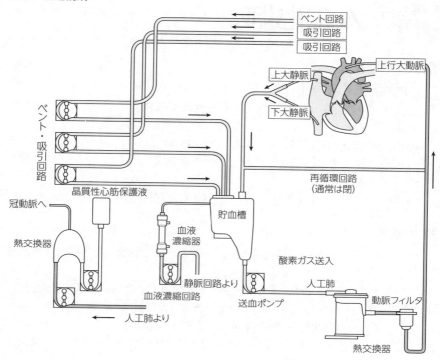

》 人工心肺施行時の血液の流れ

☐ 上・下大静脈（右心房）⇒静脈貯血槽⇒送血ポンプ⇒熱交換器⇒人工肺⇒
　動脈フィルタ⇒大動脈　※熱交換器と人工肺は一体構造

》 血液ポンプ

☐ ローラポンプ：容積型ポンプ
- 圧閉度調整が必要（不適切圧閉は溶血増大）
- チューブをローラでしごいて血液を排出，吸引が可能
- 拍出量は回転数に比例する

☐ 遠心ポンプ：ターボ型ポンプ（非容積型ポンプ）
- 異常な高圧と陰圧が生じない（吸引ポンプには使用できない）
- コーン型，インペラ型があり遠心力で拍出する

図2 ローラポンプ

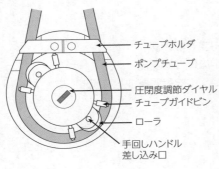

- チューブホルダ
- ポンプチューブ
- 圧閉度調節ダイヤル
- チューブガイドピン
- ローラ
- 手回しハンドル
  差し込み口

図3 遠心ポンプ

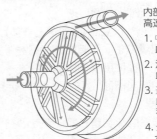

内部の回転子が
高速で回転

1. 中心部から
   血液が流入
2. 流入した
   血液が回転
3. 遠心力により,
   血液が外側へ
   移動
4. 外側の流出口
   から吐出

≫ 人工肺

□ 静脈血を酸素加し, 炭酸ガスを排出するガス交換器

□ 気泡型:酸素ガスを細孔口より静脈血中に気泡を直接流し, 酸素加する
（溶血大）

□ フィルム型:CD状のステンレス板を並べ回転させ, 遠心力で血液をフィ
ルム状の層にして酸素加する

□ 膜型:多孔質膜, 均質膜, 複合膜がある ※近年は膜型が主流

≫ 膜型人工肺

□ 多孔質膜の素材はポリプロピレン（疎水性あり）
- 微細孔があり, タンパク質によって細孔がふさがれる
- 長時間使用で親水化し血漿リークが起こり, 酸素加能が低下する
- 近年は中空糸型膜型肺が使用されている

□ 均質膜の素材は主にシリコーン膜
- 膜強度が弱い（100μm程度の膜厚が必要）
- 多孔質膜も均質膜であり, 膜強度が強く25μm程度で良い

□ 複合膜の素材はシリコーン膜と多孔質膜を合わせたもの
- ガス透過性に優れ, 長時間使用の補助循環に向いている
- 血漿リークがない

図4 腹膜人工肺の構造

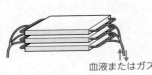

血液またはガス

積層型

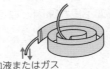

血液またはガス

コイル型

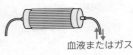

血液またはガス

中空糸型

文献1)より引用

》 人工心肺構成部品

□ 静脈貯血槽（心腔内貯血槽と一体）
- 送脱血量の不均衡時に送血量を維持する緩衝器
- 大量補液後に患者側の血液量を一定に保つ緩衝器
- 心腔内貯血槽は吸引血とベントポンプ血を静脈貯血槽に流す

□ 熱交換器
- 血液の温度を調整して体温を調整
- 人工肺と一体構造
- 冷温水装置とつなげて使用する

□ 動脈フィルタ
- 40μm のフィルタ内蔵
- 回路内の異物・微小気泡の捕捉

□ 血液濃縮器：大量の心筋保護液や補液による過剰水分の除去

》 生体との接続

□ 抗凝固療法が必要
- 生体側と人工心肺回路にヘパリンを投与：活性化凝固時間（ACT）は 400～600 秒
- ヘパリンの中和剤にプロタミンが必要（体外循環中の投与は危険）

□ カニューレ：生体と人工心肺回路をつなぐ
- 送血カニューレ：上行大動脈に挿入
- 脱血カニューレ：上下大静脈に挿入
- ベントカニューレ：左房切開により肺静脈に挿入

》 人工心肺側モニタリング

□ 脱血・送血温度
- 脱血温と送血温の温度差は 10℃以内
- 42℃以上にすると溶血する

□ 送血・回路内圧：ポンプの出口（人工肺入口），人工肺出口（動脈フィルタ入口）を計測

□ 流量計：遠心ポンプ使用時に必須

□ レベルセンサ：急激な脱血不良が原因となる大量空気誤送の事故を予防

□ 気泡検出器
- 微小空気を検知
- センサ分類：超音波式，光学式，静電容量式

□ 貯血槽内圧
- 陰圧吸引補助脱血時に使用

- 陰圧コントローラと貯血槽の間には<ウォータートラップ>を使用
- エアーフィルタは使用禁止

》 生体側モニタリング

- □ 活性化凝固時間（ACT）
  - カニューレ挿入前に 250 単位 /kg 程度ヘパリンを投与
  - ACT400 秒を超えたらカニューレを挿入
- □ 動脈圧：動脈にカテーテルを留置して測定
  - 体外循環中の血圧（灌流圧）は 60～80mmHg
  - 最もよく使用されるのは，左または右の橈骨動脈
- □ 中心静脈圧
  - 右房または右房近くの大静脈
  - 右心系のボリュームを示す
  - 人工心肺離脱時は 5 mmHg 程度の圧
- □ 左房圧，肺動脈楔入圧
  - 左房圧：左室前負荷の指標
  - 肺動脈楔入圧：右内頸静脈よりスワンガンツカテーテルを挿入し，左房圧を測定
  - 肺動脈楔入圧は左房圧を反映している
- □ 心電図：一般的にはII誘導とV_5誘導を同時に表示し，心臓の動きを確認
- □ 連続的血液ガス監視：近年センサは回路に組み込まれており，リアルタイムでモニタリングできる
  - pH 値：酸塩基平衡の指標
  - BE（ベースエクセス）：組織の代謝状況を把握
  - PO_2：体外循環中は 200～300mmHg 程度で管理（通常生体では 100mmHg 程度）
  - PCO_2：体外循環中は 40mmHg 程度で管理
  - カリウム：3～5mmol/L で管理
  - Ht（ヘマトクリット）・Hb（ヘモグロビン）：人工心肺は希釈体外循環で行う。希釈限界は Ht20%，Hb7g/dL である
  - 混合静脈血酸素飽和度：全身の酸素供給と消費のバランスを確認し，体外循環中は 70%以上を維持
- □ 尿量：体外循環中では最低限 1mL/kg/h 以上が必要
- □ 体温：血液温，膀胱温，食道温，直腸温の順で変化が早い

》 心筋保護法

- □ 大動脈遮断後，エネルギーの温存と安全限界の延長を目的とする
  - 高カリウムの保護液

9

体外循環

- 晶質性心筋保護液：無血視野が得られる
- 血液併用心筋保護液：酸素運搬能を利用
- 注入方法：順行性注入法（大動脈起始部より），選択的注入法（左右冠動脈口より），逆行性注入法（冠静脈洞より）
- 注入間隔：20〜30分間隔
- 注入量：初回 1,000mL（20mL/kg），2回目以降 10mL/kg

Q 人工心肺で使用される血液ポンプについて正しいのはどれか。

1．遠心ポンプを吸引ポンプに使用した。
2．遠心ポンプは流量計を必要としない。
3．ローラポンプは毎回圧閉度調整を必要とする。
4．ローラポンプは回転中に出口側をクランプできる。
5．ローラポンプの回転数と流量は比例しない。

正解 3

2 補助循環

≫ 補助循環

□ 心不全：心機能が低下して全身組織や臓器に血液を供給できない状態
□ 肺不全：肺機能が低下して血液の酸素加が障害された状態
□ 圧補助：心不全に対して一時的に血圧を補助するため IABP が行われる
□ 量補助：心不全に対して一時的に血流を補助するため V-A（静脈 - 動脈）ECMO が行われる
□ 量補助：心不全に対して長期的に血流を補助するため VAD が行われる
□ 酸素加補助：肺不全に対して一時的に酸素加を補助するため V-V（静脈 - 静脈）ECMO が行われる

≫ 補助循環の目的

□ 全身組織や臓器の血流や血圧の維持
□ 心臓の前負荷もしくは後負荷の軽減
□ 静脈血の酸素加と二酸化炭素除去（動脈血化）

≫ IABP

□ 胸部下行大動脈にバルーンを留置し，そのバルーンを心周期に同期して膨張・収縮させ血圧を補助するとともに心仕事量を軽減する

≫ IABPの適応病変

□ 心筋梗塞による急性ポンプ失調（心原性ショック）
□ 心筋梗塞後の心室中隔穿孔
□ 開心術後や PCI 後の低心拍出量症候群

≫ IABPの禁忌病変

□ 大動脈弁閉鎖不全症
□ 腹部もしくは胸部大動脈瘤

≫ バルーン拡張と収縮のタイミング

□ 拡張タイミング
　●心室拡張期：心電図（T 波後半），動脈圧（切痕部直後）
□ 収縮タイミング
　●心室収縮期直前：心電図（R 波直前），動脈圧（収縮期直前）

9
体外循環

127

》 バルーン拡張と収縮の効果

□ バルーン拡張の効果
  - 拡張期圧上昇⇒冠動脈血流量増加⇒心筋への酸素供給量増加
□ バルーン収縮の効果
  - 心臓の後負荷軽減⇒心仕事量軽減⇒心筋酸素消費量低減

》 トリガ信号

□ 通常はトリガ信号として心電図のR波に同期させる
□ 電気メス使用時など心電図に雑音が混入する場合は，トリガ信号を動脈圧にする
□ バルーン先端に血圧センサを内蔵したバルーンカテーテルがある

図1　心周期とIABPの効果

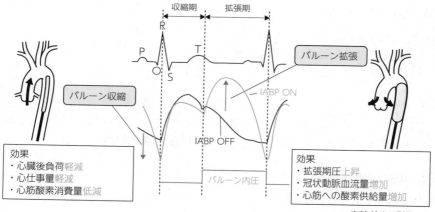

文献1)より引用

》 バルーン

□ 体格に合わせてバルーンのサイズを選択する
□ 素材はウレタン製で30〜40mLのバルーンが用いられる

》 バルーン駆動ガス

□ ヘリウムガス：軽い気体で応答性がよい

》 補助効果

□ 心臓の心拍出量の15%程度を補助することができる
□ 心停止下（Vf，PEA）では循環補助作用を期待することはできない

≫ IABPのその他の特徴

☐ 停電時や患者移送時はバッテリで駆動することが可能
☐ 抗凝固療法を実施する（ヘパリンの持続投与によりACTを150～180秒で管理する）

≫ V-A ECMO

☐ 静脈より脱血した血液を膜型人工肺で酸素加し，遠心ポンプを用いて動脈に送血することによって血液の循環と酸素加の補助を行う（PCPS）

≫ V-A ECMOの適応病変

☐ 心筋梗塞による急性ポンプ失調（心原性ショック）
☐ 心停止，重症心原性ショックに対する心肺蘇生
☐ 開心術後やPCI後の低心拍出量症候群
☐ 肺塞栓症や治療抵抗性の急性肺不全

図2 V-A ECMOシステム

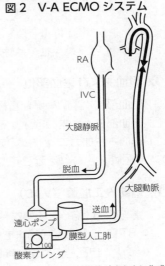

文献1）をもとに作成

≫ 脱血および送血部位

☐ 脱血部位：大腿静脈から経皮的に挿入する（先端は右心房に達する）
☐ 送血部位：大腿動脈から経皮的に挿入する（逆行性送血となる）

≫ V-A ECMOの構成要素

☐ 送血ポンプとして遠心ポンプが用いられる
☐ 酸素加装置として膜型人工心肺が用いられる（酸素ブレンダと接続）
☐ 閉鎖型回路が用いられる（貯血槽を用いないため吸引回路は接続できない）
☐ ヘパリンコーティング回路が用いられる

≫ V-A ECMO中の患者管理

☐ 全身麻酔を必要としない
☐ 患者のベッドサイドで施行することが可能である
☐ ヘパリンの持続投与によりACTを200秒程度で管理する
☐ ウェットラングを予防するため数時間おきに吹送ガスをフラッシュする

》 補助効果

□ 心臓の心拍出量の 60〜80％程度を補助することができる（部分体外循環）
□ 送血量が増加すると，逆行性送血のため心臓の後負荷が増大する

》 V-V ECMO

□ 静脈より脱血した血液を膜型人工肺で酸素加し，遠心ポンプを用いて静脈に送血することによって呼吸機能の補助を行う
□ 回路構成については V-A ECMO と同じである

》 V-V ECMOの適応病変

□ ARDS の急性増悪もしくは人工呼吸器による呼吸管理に抵抗する重症呼吸不全
□ ウイルス性肺炎（H1N1 インフルエンザ感染症）の急性増悪
□ COVID-19 感染症の急性増悪

》 脱血および送血部位

□ 脱血部位：大腿静脈から経皮的に挿入する（先端は下大静脈内）
□ 送血部位：右内頸静脈から経皮的に挿入する（先端は右心房）
□ 送血・脱血カニューレの先端どうしが近いと，送血された血液が再脱血され回路内再循環を起こす

》 補助人工心臓（VAD）

□ 機能不全に陥った心臓を長期間にわたり補助する目的で使用される
　● BTT：心臓移植手術までの待機時に循環補助が必要な場合
　● BTR：自己心の回復を期待して長期間の循環補助が必要な場合
　● DT：心臓移植手術の適応がなく補助人工心臓を恒久的に使用する場合

》 VADの適応病変

□ 心臓移植適応基準に準じた末期的重症心不全
□ 拡張型心筋症や拡張相肥大型心筋症

》 装置

□ 体外式：拍動型ポンプ
　●送脱血管が皮膚を貫通し血液ポンプが体外にある
　●ポンプの入出口に一方向弁が設置され拍動が生じる
□ 埋込み式：遠心型・軸流型ポンプ
　●装置が小型軽量で血液ポンプを体内に埋め込む

- 血流が連続流となり血圧に拍動が**ない**

》 脱血および送血部位

- ☐ 脱血部位：**左心室心尖部**から脱血する
- ☐ 送血部位：**上行大動脈**に送血する
- ☐ **順行性**送血となる

》 VAD中の患者管理

- ☐ 抗凝固療法：**ワルファリンやアスピリン**を用いた経口薬による抗凝固療法が行われる

》 補助効果

- ☐ 心臓の心拍出量のほぼ **100%** を補助することができる

》 Impella

- ☐ 超小型の**ポンプ**を内蔵したカテーテルを経皮的に**左心室**に挿入し，**左心室**から血液を吸引して**上行大動脈**へと送血する

》 補助効果

- ☐ カテーテルの種類とポンプの回転数によって補助循環の**血流量**が決まる（最大流量 5L/分）
- ☐ **順行性**送血となる

Q ECMOについて誤っているのはどれか。

1. V-A ECMO では逆行性送血となる。
2. 急性心筋梗塞では V-A ECMO を行う。
3. V-V ECMO では送血と脱血の間の再循環が生じる。
4. 急性肺動脈血栓塞栓症では V-V ECMO を行う。
5. V-A ECMO と V-V ECMO は同じ回路構成である。

正解 4

9

体外循環

1 血液浄化療法

》 血液浄化療法とは

- ☐ 腎不全患者の腎臓の機能を代行する治療法
- ☐ 拡散を主とした血液透析（HD），濾過を用いた血液濾過（HF），拡散と濾過を組み合わせた血液透析濾過（HDF），患者自身の腹膜を利用した腹膜透析（PD）がある
- ☐ 血液透析の原理は拡散，濾過，吸着である
- ☐ 除去物質の大きさは小分子物質＜中分子物質＜大分子物質の順であり，大きくなるにつれて除去効率は低下する
- ☐ 拡散は小分子物質の除去に優れる
- ☐ 濾過は中・大分子物質の除去に優れる
- ☐ PD は小分子物質の除去については HD よりやや劣るが，中・大分子物質の除去に優れる

》 血液透析の目的

- ☐ 血中老廃物の除去
- ☐ 血清電解質の補正
- ☐ 酸塩基平衡の是正
- ☐ 過剰水分の除去

表1 血液浄化法の種類

血液透析（HD）	血液透析（HD）
	持続的血液透析（CHD）
血液透析濾過（HDF）	オンライン HDF
	オフライン HDF
	持続的血液透析濾過（CHDF）
血液濾過（HF）	持続的血液濾過（CHF）
血漿交換（PE）	血漿交換（PE）
	二重膜濾過血漿交換（DFPP）
血液吸着（HA）	直接血液吸着（DHP）
	血漿吸着（PA）
腹膜透析（PD）	間欠的腹膜透析（IPD）
	連続的携行式腹膜透析（CAPD）

》人工腎臓を用いた血液浄化

□ HD や HDF は血液を体外に取り出す（体外循環）治療である
□ 中空糸内部に血液を，外部に透析液を流すことで拡散，濾過を用いて治療する
□ 中空糸内径はおよそ 200μm であり，これがおよそ 10,000 本束ねられている
□ 生体腎の完全な代行はできない（薬剤治療も併用）

》腹膜透析

□ PD は腹膜カテーテルを用いて腹膜透析液を注・排液するため，体外循環は必要ない
□ PD に使用される透析液は血液透析に用いられる透析液とは組成が異なる
□ 腹膜透析液にはカリウムが含まれていない
□ PD による除水は高濃度の浸透圧剤（ブドウ糖など）が使用される
□ HD に比べ緩やかに老廃物が除去されるため，循環動態が安定しやすい

Q 血液透析の目的で誤っているものはどれか。

1. 血液透析（HD）は血液を体外に取り出して治療する。
2. 腎不全によるアシドーシスを是正する。
3. 腹膜透析（PD）は自己の腹膜を利用した治療法である。
4. 小分子物質は拡散の影響が大きい。
5. 中空系の外側に血液を流す。　　　　　　　　　正解 5

2 人工腎臓（ダイアライザ）

》 人工腎臓

□ 腎臓の機能を代行する人工臓器でダイアライザとよばれる
□ セルロース系と合成高分子系に分類される
□ ダイアライザ性能評価法：クリアランス（C_L）

》 ダイアライザの特徴

□ 小分子の除去は血流量に依存する
□ 中空糸内部に血液を流し，外側に透析液を流して血中老廃物を除去する
□ 血流と透析液の流れを逆にする（向流）ことで拡散効率を上昇させる
□ 過剰水分は透析液側を陰圧にすることで取り除く
□ HDF には血液透析濾過器（ヘモダイアフィルタ）を用いる
□ ダイアライザに流入する血流量のうち，対象となるマーカの濃度がゼロになる血流量をクリアランスという

表1 ダイアライザの種類

膜素材	略語	膜の種類
セルローストリアセテート	CTA	セルロース系膜
ポリスルホン	PS	合成高分子系膜
ポリエーテルスルホン	PES	
ポリエステル系ポリマーアロイ	PEPA	
ポリメチルメタクリレート	PMMA	
エチレンビニルアルコール共重合体	EVAL®	
ポリアクリロニトリル	PAN	

Q ダイアライザについて誤っているものはどれか。

1. 小分子物質除去は血流量に依存する。
2. 一部の膜素材では吸着性能を有する。
3. ダイアライザの性能にクリアランスがある。
4. ダイアライザ内部の不均一な流れをチャネリング（偏流）という。
5. 血液透析濾過（HDF）で使用される。

正解 5

3 血液透析濾過

》 血液透析濾過（HDF）

☐ オフライン HDF：滅菌された透析補充液を血液回路に注入した治療法
☐ オンライン HDF：清浄化された透析液の一部を補液として使用
☐ 濾過量を増加させることで，中・大分子物質除去効率を上げる
☐ HDF 療法にはダイアライザではなく血液透析濾過器（ヘモダイアフィルタ）を用いる
☐ ヘモダイアフィルタ前に注入する前希釈とヘモダイアフィルタ後に注入する後希釈がある
☐ ヘモダイアフィルタに用いられる膜材質にはポリスルホン（PS），ポリエーテルスルホン（PES），ポリエステル系ポリマーアロイ（PEPA），セルローストリアセテート（CTA）がある

》 血液透析濾過の目的

☐ 従来の HD では除去効率が低い低分子量タンパクの除去効率上昇が可能
☐ 「補液速度＝限外濾過速度」が成り立つ
☐ 濾過量増大に伴い低分子量タンパク（β_2-ミクログロブリンなど）の除去性能が上がる
☐ β_2-ミクログロブリンは透析アミロイドーシスの前駆タンパクであり，積極的な除去が必要である

表1　HDF の特徴

	特徴
オンライン HDF	● 大量の濾過が可能である ● 濾過量を増加させると大分子物質除去効率が上昇する
オフライン（ボトル型）HDF	● 滅菌された濾過用補充液を補液する ● 補液量に限りがあるため，後希釈がよく使用される

Q 血液透析濾過で誤っているものはどれか。

1. 拡散と濾過を利用した治療法である。
2. ダイアライザを使用する。
3. 透析液の清浄化が必須である。
4. 専用の透析装置が必要である。
5. エンドトキシン捕捉フィルタ（ETRF）を設置する。　正解 2

10 血液浄化療法

4 透析合併症

》 透析治療中の合併症

- ☐ 透析低血圧（除水による循環血液量減少など）
- ☐ 筋けいれん（微小循環不全，低カルシウム透析液使用中の血清カルシウム濃度低下など）
- ☐ ショック（循環血液量減少，心原性ショック，アナフィラキシーショックなど）
- ☐ 胸痛・呼吸困難（心筋虚血，血圧低下など）
- ☐ 吐き気・嘔吐（急激な血圧低下，不均衡症候群など）
- ☐ 発熱・悪寒（透析液からのエンドトキシン混入，医療材料・抗凝固薬によるアレルギーなど）

》 長期血液透析の合併症

- ☐ 心・血管系合併症
- ☐ 腎性骨異栄養症（二次性副甲状腺機能亢進症，異所性石灰化，骨軟化症）
- ☐ 感染症
- ☐ 透析アミロイドーシス（β_2-ミクログロブリンが骨関節に蓄積）

》 腹膜透析（PD）の合併症

- ☐ カテーテル関連合併症
- ☐ 腹膜炎
- ☐ 被囊性腹膜硬化症（EPS）
- ☐ 排液異常

Q 透析合併症で誤っているものはどれか。

1. 腹膜透析の合併症にカテーテル感染がある。
2. 不均衡症候群は透析導入初期の患者に起こりやすい。
3. 血液透析中の低血圧に純水を補液として用いる。
4. 透析中の低血圧は除水による循環血液量減少と関連がある。
5. 腹膜透析の合併症に被囊性腹膜硬化症がある。

正解 3

5 水処理装置

》 水処理装置の概要

□ 透析液を作製するための透析用水をつくる装置

□ 透析用の水には，水道水から RO（逆浸透）装置で不純物を除去した RO 水が用いられる

□ RO 水は軟水（Ca^{2+}，Mg^{2+} などを含まない）である

□ RO 水と透析液原液（A 原液，B 原液）を一括で希釈混合し，透析液を作製

□ 多人数用透析液供給装置：装置内で透析液原液と RO 水から透析液を作製しベッドサイドコンソールへ供給できるシステム

□ 個人用透析装置：RO 水と透析液原液を透析装置内で希釈混合し使用

□ RO 装置内部の活性炭処理後は塩素が除去されるため，エンドトキシン（ET）が上昇しやすい

□ ET 対策としてエンドトキシン捕捉フィルタ（ETRF）を設置

図1　透析用水作製のフローシート

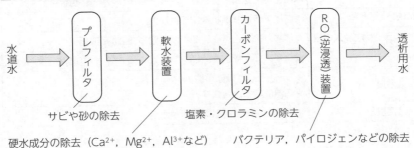

水道水 → プレフィルタ → 軟水装置 → カーボンフィルタ → RO（逆浸透）装置 → 透析用水

サビや砂の除去　　　　　　塩素・クロラミンの除去

硬水成分の除去（Ca^{2+}，Mg^{2+}，Al^{3+} など）　　バクテリア，パイロジェンなどの除去

Q 透析用水処理装置で誤っているものはどれか。

1．プレフィルタは定期的な交換が必要である。
2．活性炭は塩素を取り除く。
3．透析用水は硬水である。
4．活性炭装置後にエンドトキシンが上昇しやすい。
5．軟水化装置の再生工程には高濃度の塩化ナトリウムが使用される。

正解 3

10

血液浄化療法

6 透析装置の監視項目

》 透析装置の監視項目

- □ （動）静脈圧
- □ 透析液圧
- □ 透析膜間圧力差（TMP）
- □ 除水量（および除水速度）
- □ 透析液温度
- □ 漏血
- □ 気泡

表1 透析治療中の監視項目

監視項目	特徴
気泡検知器	● 検知器：超音波方式 ● 0.001〜0.003mL 以上の気泡を検知
漏血検出器	● 発光素子（発光ダイオード）と受光素子（フォトトランジスタ）の光量減衰で検知 ● 検出器を透析液排液側（ダイアライザ後）に設置
透析液圧	● ダイアライザ透析液出口側圧力（透析液圧）をモニタリング
ダイアライザ血液入口圧	● 血液ポンプとダイアライザの間の血液回路の圧力
静脈圧	● ダイアライザと静脈側バスキュラーアクセスの間の圧力
透析液温度	● 35〜40℃で調節可能 ● 高温になると溶血する
透析液濃度計	● 電気伝導度計を用いて連続測定

Q 透析治療中の監視項目について誤っているものはどれか。

1. 静脈圧上昇の原因として返血側回路の折れ曲がりがある。
2. 透析液濃度は電気伝導度計で監視している。
3. 漏血検出器は透析液供給側に設置している。
4. 静脈圧低下の原因として脱血不良がある。
5. 透析液温度上昇は溶血を引き起こす。

正解 3

7 その他の血液浄化療法

》 吸着療法

□ 血液吸着療法：血液を直接灌流し，目的物質を吸着除去する治療法

□ 血液吸着療法の種類：薬物吸着，エンドトキシン吸着，β_2-ミクログロブリン吸着

□ 血漿吸着療法：血漿分離器を使用し，血漿成分のみをカラムに接触させ，原因物質を吸着除去後，血球成分とともに体内に戻す治療法

□ 血漿吸着療法の種類：LDL吸着，ビリルビン吸着，免疫吸着

表1　主な吸着カラム

吸着様式		リガンド (吸着材)	被吸着物質	適用疾患
血液吸着	分子間引力	石油ピッチ系活性炭	薬物系，ビリルビン，クレアチニン，胆汁酸，アミノ酸	薬物中毒，肝性昏睡，急性腎不全
	特異的結合	ポリミキシンB	エンドトキシン	敗血症，エンドトキシン血症
	疎水結合	ヘキサデシル基	β_2-ミクログロブリン	透析アミロイド症
血漿吸着	静電結合	スチレンジビニルベンゼン共重合体	ビリルビン，胆汁酸	劇症肝炎，術後肝不全
		デキストラン硫酸	LDL，VLDL，抗カルジオリピン抗体，抗DNA抗体，免疫複合体	FH，ASO，FSGS，SLE
	疎水結合	トリプトファン，フェニルアラニン	抗アセチルコリンレセプタ抗体，リウマチ因子，免疫複合体	MG，GBS，CIDP，MS，RA，SLE
血球成分除去療法 (白血球系細胞除去療法)		酢酸セルロースビーズ	顆粒球，単球	MG，重症・難治性潰瘍性大腸炎，難治性クローン病
		ポリエチレンテレフタレート不織布	白血球全体，活性化血小板	重症・難治性潰瘍性大腸炎，RA

文献1）より引用

LDL：低比重リポタンパク
VLDL：超低比重リポタンパク
FH：家族性高コレステロール血症
ASO：閉塞性動脈硬化症

FSGS：巣状分節性糸球体硬化症
SLE：全身性エリテマトーデス
MG：重症筋無力症
GBS：ギラン・バレー症候群

CIDP：慢性炎症性脱髄性多発神経炎
MS：多発性硬化症
RA：関節リウマチ

》膜分離療法

☐ 単純血漿交換療法
- 血漿分離器で有形成分と病因物質を含む血漿成分を膜で分離する治療法
- 血漿分離器：ポリエチレン（PE）
- 置換補充液：新鮮凍結血漿（FFP），アルブミン水溶液
- 置換補充液使用量：1回当たり 2〜3L

☐ 二重濾過血漿交換療法 (DFPP)
- 血漿分離器で分離された血漿をさらに血漿成分分離器で二重処理を行う治療法
- 血漿成分分離器：エチレンビニルアルコール共重合体（EVOH）
- 置換補充液：アルブミン水溶液
- 置換補充液使用量：1回当たり 500mL

☐ 適応疾患：薬物中毒，劇症肝炎，術後肝不全，急性肝不全，全身性エリテマトーデス（SLE），悪性関節リウマチ，家族性高コレステロール血症，溶血性尿毒症症候群 など

Q 血漿交換療法の適応疾患でないのはどれか。

1．溶血性尿毒症症候群
2．劇症肝炎
3．家族性高コレステロール血症
4．心筋梗塞
5．薬物中毒

正解 4

140

1 酸素療法

》》 酸素療法

☐ 低酸素症：酸素供給が不十分になり，細胞内エネルギー合成ができない状態
☐ 酸素療法：低酸素症に対して空気中の酸素濃度（21%）より高い濃度の酸素を投与する治療法

》》 酸素療法の目的

☐ 低酸素血症の是正
☐ 組織における酸素化の維持

》》 酸素療法の適応と開始基準

☐ 室内気（ルームエア）にて $PaO_2 < 60mmHg$ あるいは $SpO_2 < 90\%$

》》 在宅酸素療法（HOT）の適応

☐ 慢性呼吸不全で病状が安定している人
☐ 睡眠中や歩行時に低酸素血症となる人
☐ 空気呼吸で血液ガス分析の結果，動脈血酸素分圧が 55mmHg 以下は絶対適応

表1　在宅酸素療法における酸素供給装置

種類	酸素濃度[%]	電源	特徴
吸着型酸素濃縮器（PSA 方式）	90〜93	必要	●窒素を選択的に吸着する吸着剤（アルミノケイ酸塩：ゼオライトなど）を内蔵した吸着筒内に圧縮空気を送る ●90〜93%程度の高濃度酸素ガスを得ることができる ●吸入時に加湿器が必要 ●吐出量：2〜7L/分
膜型酸素濃縮器	約40	必要	●窒素よりも酸素に対する透過性の高い高分子膜を使用 ●40%以上の酸素ガスを得ることはできない ●加湿器が不要 ●低音で動作 ●吐出量：約6L/分

（次頁に続く）

（前頁からの続き）

酸素ボンベ	約100	不要	●持ち運びができる（携帯用）
液化酸素装置	約100	不要	●LGC容器に充填後，蒸発器を使用し気化（携帯用） ●気化：約800倍の体積

図1　吸着型酸素濃縮器の原理

ゼオライト（アルミノケイ酸塩）

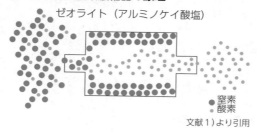

●窒素
●酸素

文献1）より引用

≫ 高気圧酸素治療（HBO）の概要

☐ 高い気圧（2.0〜2.8 絶対気圧：ATA）下で100%酸素を60分以上吸入
☐ PaO_2 が1,433mmHg以上で溶解型酸素量は4.4vol%以上になる
☐ 再圧治療：スキューバダイビングで起きる減圧障害に対するHBO
☐ HBOの作用機序：環境圧力によるガスの圧縮効果，PaO_2 の上昇と溶解型酸素の増加による低酸素血症の改善効果，環境圧力と溶解型酸素の増加による物理相乗効果，酸素の毒性を利用した薬理効果である

≫ HBO装置：治療装置は2種類

☐ 第1種HBO装置：患者1名のみを収容する装置（患者気積2m³以下）
☐ 第2種HBO装置：2名以上の患者と医療者を収容する多人数用装置（1患者気積4m³以上）

≫ HBO装置操作

☐ 装置の加減圧速度は毎分0.078MPa（0.8kgf/cm²）以下で操作
☐ 装置内の PCO_2 は490Pa（5,000ppm）を超えないように排気（換気）
☐ 第2種HBO装置内は酸素濃度23%を超えないように排気（換気）

≫ HBOでの結合型酸素と溶解型酸素

☐ 組織への酸素供給は，ヘモグロビン（Hb）と結合した結合型酸素（HbO_2）に運搬される
☐ 血液の血漿中に溶け込んだ溶解型酸素（DO_2）は，大気圧下では微量（0.31vol%）

》HBO適応症例と上限治療回数

□ 減圧症，空気塞栓の治療回数は 7 回を限度とする

表2　HBO のその他の症例と上限治療回数

治療回数は 10 回を限度とする	治療回数は 30 回を限度とする
●急性一酸化炭素中毒，その他のガス中毒（間歇型を含む） ●重症軟部組織感染症（ガス壊疽，壊死性筋膜炎），頭蓋内膿瘍 ●急性末梢血管障害（重症の熱傷・凍傷，広汎挫傷・中等度以上の血管断裂を伴う末梢血管障害，コンパートメント症候群・圧挫症候群） ●脳梗塞 ●重症頭部外傷後・開頭術後の意識障害，脳浮腫 ●重症の低酸素脳症 ●腸閉塞	●網膜動脈閉塞症 ●突発性難聴 ●放射線，抗癌剤治療と併用される悪性腫瘍 ●難治性潰瘍を伴う末梢循環障害 ●皮膚移植 ●脊髄神経疾患 ●骨髄炎，放射線障害

》HBOの副作用

□ 気圧の容積変化で生じる組織障害（中耳・内耳気圧外傷，副鼻腔気圧外傷，肺気圧外傷，歯冠の歯痛など）がある
□ 酸素中毒には中枢神経系酸素中毒（脳酸素中毒）がある
　●症状と対応：中枢神経系の興奮から全身けいれんをきたす。酸素投与を直ちに中止する
□ 肺酸素中毒（間質性肺炎）がある
　●症状：長期の酸素吸入を行うと肺のびまん性線維化，気腫性変化をきたす

》HBOの安全管理

□ 装置内への持込み禁止物品例：マッチ，ライター，タバコ，使い捨てカイロ，そのほかの保暖器具，時計，ラジオ，携帯電話，そのほかの電気・電子器具（リチウムイオン電池使用器具）および油脂類，消毒用アルコール，ベンジン，そのほかの引火性物品など

》呼吸不全

□ PaO_2 が 60mmHg 以下の状態
□ Ⅰ型：$PaCO_2 < 45mmHg$，Ⅱ型：$PaCO_2 \geqq 45mmHg$
□ 慢性呼吸不全：$PaO_2 \leqq 60mmHg$ の状態が 1 カ月以上持続

》 酸素投与器具

☐ 低流量システム：1回換気量以下の酸素を供給する方式
☐ 高流量システム：1回換気量以上の酸素を供給する方式
　　【例】 1回換気量：500mL，吸気時間：1秒
　　　　　⇒ 500mL/秒×60秒＝30L/分

表3　低流量システムと高流量システムの比較

	低流量システム	高流量システム
適応	低酸素血症の程度が比較的軽い患者	正確な酸素濃度が必要な患者
流量	30L/分以下	30L/分以上
酸素濃度	不正確	正確
器具	●鼻カニューレ ●簡易酸素マスク ●リザーバ付き酸素マスク	●ベンチュリーマスク ●ネブライザ付き酸素吸入装置

Q 吸着型酸素濃縮器について正しいのはどれか。

1. 膜型に比べて騒音は小さい。
2. 加湿器を必要としない。
3. 電源は不要である。
4. 吐出量は最大15L/分以上である。
5. ゼオライトを用いて窒素を吸着する。

正解 5

2 人工呼吸器

》人工呼吸器（陽圧式）の自発呼吸との違い

☐ 気道と胸腔内に陽圧をかける
☐ 自発呼吸は陰圧換気となる
☐ 仰臥位では換気と血流比の不均等が大きくなる

》人工呼吸器の基本構造

☐ 非常電源，医療ガス供給⇒装置本体・酸素濃度調節器⇒呼吸回路
☐ 呼吸回路⇒加温加湿器⇒ウォータトラップ⇒Yアダプタ⇒呼気弁

》人工呼吸器の目的

☐ 呼吸仕事量の軽減
☐ 動脈血の酸素化〔動脈血酸素分圧（PaO_2）の上昇〕を行う
☐ 低換気の改善〔二酸化炭素分圧（$PaCO_2$）の低下〕を行う

》人工呼吸器の開始基準

☐ 呼吸数が 5 回以下または 35 回以上
☐ PaO_2 が 60mmHg 以下（空気呼吸時）

》呼吸様式の違い

☐ 従量式は設定した量に達すると呼気弁が開く
☐ 従圧式は設定した圧に達すると呼気弁が開く
☐ タイムサイクル式は設定した時間（秒）に達すると呼気弁が開く

》陽圧換気による合併症

☐ 胸腔内圧上昇による血圧の低下
☐ 胸腔内圧上昇による頭蓋内圧の上昇

》自発呼吸がない患者への基本的な換気モード

☐ 持続的強制換気（CMV）で行う
☐ 補助／調節換気（A/C ventilation）で行う

図1　人工呼吸器の基本構造

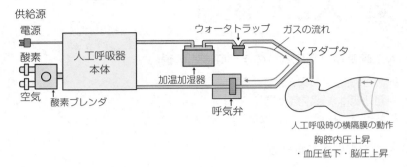

》 気道の加湿

☐ 加温加湿器で口元温度 39℃，肺胞の温度 37℃，相対湿度 100％を保つ
☐ 人工鼻と加温加湿器の併用は不可

》 加温加湿器の種類

☐ bubble diffusion 型：ガスを貯水槽に導き多数の気泡を発生させる
☐ pass-over 型：ヒータープレートで貯水槽の水面から水を蒸発させる
☐ cascade 型：貯水槽の網から気泡を発生させる（現在は生産終了）

》 加温加湿不足での弊害

☐ 乾燥した吸入ガスによって気道粘膜線毛運動の低下をきたす
☐ 喀痰の粘稠化による痰や異物の喀出困難をきたす
☐ 粘液による閉塞で無気肺が生じる

》 吸気と呼気の換気量

分時換気量 ＝ $V_T \times f$
肺胞換気量 ＝（V_T － 死腔量）× f

※ V_T：1 回換気量（tidal volume），
　 f：呼吸回数 / 分（frequency）

》 換気の指標

☐ 低換気が起きると $PaCO_2$ が上昇する
☐ 過換気が起きると $PaCO_2$ が低下する
☐ $PaCO_2$ は換気の指標となる

》 気道内陽圧

☐ 呼気終末陽圧（PEEP）：呼吸が終了しても肺に陽圧がかかる

□ 持続的気道内陽圧（CPAP）：自発呼吸に持続的に陽圧がかかる

□ 持続陽圧換気（CPPV）：間欠的陽圧換気にPEEPがかかる

》 支持換気

□ 圧支持換気（PSV）：設定した圧まで送気する

□ 量支持換気（VSV）：設定した量まで送気する

□ 比例補助換気（PAV）：患者の呼吸努力に比例して気道内圧を制御して送気する

□ 従圧式換気（PCV）：設定した呼気時間に圧をかける

》 人工呼吸器の気道内圧警報

□ 低圧警報：呼吸回路のはずれ，破れ，リーク（ウォータトラップ，気管内チューブのカフ）など

□ 高圧警報：呼吸回路の閉塞，詰まり，呼気弁の閉塞，自発呼吸とのファイティング，気道内分泌物の貯留，気胸など

》 分時換気量警報

□ 下限警報：1回換気量×呼吸回数が1分間の設定値に満たない場合

□ 上限警報：1回換気量×呼吸回数が1分間の設定値より増加した場合

》 供給源のトラブル（人工呼吸器には異常なし）

□ 電源異常：電源プラグのはずれ，停電，電圧低下，バッテリー異常など

□ 医療ガス異常：ガスホースのはずれ，圧力低下，水の貯留など

》 無呼吸警報

□ 気管チューブのリーク，閉塞など

□ 10秒以上の患者からの気流停止など

表1　人工呼吸器の業務

治療開始前	医師の指示○ 特定行為◎
1.　人工呼吸装置，吸入療法機器等及び使用する機器・回路等の保守点検及びその記録	
2.　人工呼吸装置として使用する機器・回路等及び操作に必要な薬剤及び操作条件（監視条件を含む）の指示書等の確認	
3.　人工呼吸装置として使用する機器・回路等の準備	
4.　人工呼吸装置の組立及び回路の洗浄	
5.　人工呼吸装置の操作に必要な薬剤・治療材料の準備	
6.　人工呼吸装置の始業点検	○
治療開始から終了まで	**医師の指示○ 特定行為◎**
1.　人工呼吸装置回路の先端部（コネクター部分）の気管チューブへの接続又は気管チューブからの除去	○
2.　人工呼吸装置回路の先端部，気管チューブの挿入部分等への接続又は気管切開部からの除去	○
3.　人工呼吸装置回路の先端部（マスク，口腔内挿入用マウスピース及び鼻カニューレ等）の口，鼻への接続又は口，鼻からの除去	○
4.　呼吸訓練に使用する人工呼吸装置の操作	○
5.　人工呼吸装置の運転条件及び監視条件（一回換気量，換気回数等）の設定及び変更	◎
6.　吸入薬剤及び酸素等の投与量の設定及び変更	◎
7.　呼吸療法の使用機器等の操作に必要な監視機器の監視（人工呼吸装置の監視部分の監視）	
8.　人工呼吸装置の使用時の吸引による喀痰等の除去	○
9.　動脈留置カテーテルからの採血	◎
10.　呼吸療法の使用機器等の操作並びに患者及び監視機器の監視に関する記録	
11.　人工呼吸装置の機能維持および治療効果の評価	
治療終了後	**医師の指示○ 特定行為◎**
1.　人工呼吸装置，吸入療法機器の消毒及び洗浄等	

文献2）より引用

》 始業点検

☐ 使用する機器および薬剤などの準備は医師の指示を必要としない

☐ 人工呼吸器の始業点検には医師の指示が必要

》治療開始

- □ 患者への接続と除去には医師の指示が必要
- □ 装置の条件設定と変更は特定医療行為（医師の指示を受けた臨床工学技士と看護師のみ）となる
- □ 薬剤および酸素などの投与量の設定と変更は特定医療行為となる
- □ 動脈留置カテーテルからの採血は特定医療行為となる

》臨床業務での禁止行為

- □ 気管挿管および設置または除去は医師が行う
- □ 気管内洗浄については医師が行う
- □ 臨床工学技士は血管からの採血，血管内への輸血などを行ってはならない

》点検項目の要点

- □ 供給源では電気，医療ガスの異常に関する項目
- □ 吸入気酸素濃度（21～100%）に関する項目
- □ 換気の条件（呼吸回数，換気量，換気圧など）に関する項目
- □ 加温加湿に関する項目
- □ 各種の警報に関する項目

Q 自発呼吸がある患者では使用しない換気モードはどれか。

1. 調節換気（CMV）
2. 圧支持換気（PSV）
3. 間欠的強制換気（IMV）
4. 持続的陽圧換気（CPAP）
5. 同期式間欠的強制換気（SIMV）

正解 1

Q 動脈血二酸化炭素分圧（$PaCO_2$）上昇の原因とならないのはどれか。

1. 体温の上昇
2. 死腔率の増加
3. 呼吸回数の低下
4. 肺血流量の増加
5. 分時換気量の減少

正解 4

3 麻酔器

》麻酔器

☐ 吸入麻酔薬を吸入させ，全身麻酔を施行するための装置
☐ 麻酔は，手術を受ける際，患者の痛みを取り除くために一時的に薬物を神経に作用させて意識のない状態を作る（意識消失，鎮痛，筋弛緩，有害反射の抑制など）

》麻酔器のしくみ

☐ 麻酔用ガス（亜酸化窒素，酸素）と揮発性吸入麻酔薬（セボフルラン，イソフルラン）を濃度調整し患者に送る

図1　麻酔器の構成

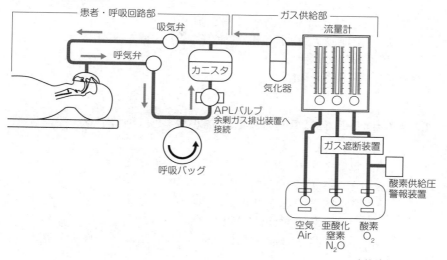

文献3)をもとに作成

表1　ガス供給部の構成

パイピング	中央配管より酸素（O_2），亜酸化窒素（N_2O），空気（Air）を麻酔器に接続する
流量計	ノブを回すことにより酸素，笑気，空気の流量を調整（L/分）
気化器	揮発性吸入麻酔薬（セボフルラン，イソフルラン）を気化し，濃度を調節
圧力調整器	パイピングまたはボンベから供給された酸素，空気および亜酸化窒素は高圧のため減圧調整を行う

（次頁に続く）

（前頁からの続き）

酸素フラッシュ	● 100％酸素を 35〜75L/分を瞬時に流す（流量計・気化器をバイパス）
ガス遮断装置	酸素供給圧低下時の亜酸化窒素遮断機構
酸素供給圧警報装置	酸素供給圧力が設定値以下になったときに警報を発する
余剰ガス排出装置	半閉鎖麻酔器から排出される余剰ガスを回収し，屋外に排出する

※ガス供給部：麻酔薬を気化させて，それに酸素や笑気ガス（亜酸化窒素）を混ぜ合わせて麻酔用ガスを作り出す

表2 患者・呼吸回路部（半閉鎖循環回路）の構成

吸気弁	一方向弁で吸気時に開く
呼気弁	一方向弁で呼気時に開く
呼吸バッグ	用手により麻酔ガスを送り込むことができる
カニスタ （吸着装置）	呼気ガスから二酸化炭素を取り除き再度吸気させる
APL バルブ （ポップオフ弁）	●設定以上に回路内圧が上昇すると，ガスを回路以外に逃がす ●ここから逃げるガスは麻酔ガス排除装置を介して排出される

※半閉鎖循環方式：新鮮ガスとともにカニスタで二酸化炭素を除去した呼気が循環する
※患者・呼吸回路部（半閉鎖循環回路）：ガス供給部で作った麻酔用ガスを患者に供給する。また，患者の呼気の一部を新鮮ガスと混合し再び循環させ呼吸を管理する

》 麻酔器の保守点検

□ ガス配管設備の酸素供給圧が設定値（通常 392 ± 49kPa）であることを確認する

□ 亜酸化窒素：酸素供給圧よりも約 0.3kgf/cm² 低い

□ 補助ボンベの残量点検（O₂：圧は 5MPa 以上，N₂O：重量　※始業点検では圧を確認する）

□ 亜酸化窒素遮断機構は，酸素供給圧低下アラームが鳴り亜酸化窒素の供給が遮断されることを確認する

□ 低酸素防止装置付き流量計（純亜酸化窒素供給防止装置付き流量計）が正しく作動することを確認する

□ 酸素濃度センサの校正は，空気（21％ O_2）と純酸素（100％O_2）の 2 点校正で行う

□ CO_2 吸着剤（ソーダライム）は白色であるかを確認する。二酸化炭素吸収限界近くになると青紫色に変化する

□ 使用前に呼吸バッグをはずし，Y ピースの口先を閉じて塞ぎ，リークテス

11
呼吸療法，麻酔器

卜を実施する（少なくとも 10 秒間回路内圧が 30cmH$_2$O に保たれること）

□ 酸素フラッシュは 35〜75L/分で閉鎖開路に接続した 5L バッグが約 5 秒間で膨らむことを確認する

Q 麻酔器の点検事項で正しいのはどれか。

1．ソーダライムは窒素ガスを吸着すると青紫色に変わる。
2．酸素の供給を遮断すると亜酸化窒素も遮断された。
3．酸素フラッシュ時の流量が 10L/分であった。
4．酸素濃度センサの点検は純酸素（100%）のみで行う。
5．補助酸素ボンベの内圧が 1MPa であった。　　　　　正解 2

1 呼吸器系の構造と機能

》 呼吸器の構造

☐ 呼吸器は鼻腔，咽頭，喉頭，気管，気管支，肺胞から構成される

☐ 気管支はさらに，細気管支，終末細気管支，呼吸細気管支，と分岐し肺胞へと続く

☐ 気管〜気管支には軟骨が存在する

☐ 気管の軟骨は馬蹄形である

☐ 気管〜終末細気管支には線毛が存在する

☐ 右肺は 3 葉，左肺は 2 葉に分かれる

☐ 右気管支の分岐角度は約 25°，左気管支の分岐角度は約 45° である

☐ 右気管支は左気管支に比べ，太く短いため，誤嚥性肺炎は右肺に多い

☐ 気管支は交感神経の刺激により拡張し，副交感神経の刺激により収縮する

図1 呼吸器各部の名称

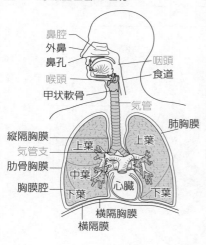

図2 気管の分岐と構造

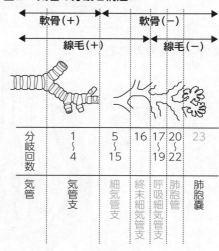

	軟骨（＋）			軟骨（－）		
	線毛（＋）			線毛（－）		
分岐回数	1〜4	5〜15	16	17〜19	20〜22	23
	気管	気管支	細気管支	終末細気管支	呼吸細気管支	肺胞囊

肺胞管

》 肺胞の構造

☐ Ⅰ型肺胞上皮細胞はガス交換，Ⅱ型肺胞上皮細胞はサーファクタントを分泌する

☐ サーファクタントは肺胞を広げやすくする働きをもつ

》 大気圧とガス交換

☐ 大気には酸素（21％），窒素（78％），二酸化炭素（0.04％）が含まれる

□ 大気圧は760mmHg，酸素分圧は160mmHg，二酸化炭素分圧は0.3mmHgである

□ 肺胞内の空気（肺胞気）の酸素分圧は以下の計算式（肺胞気式）により計算される

> 肺胞気酸素分圧（P_AO_2）
> ＝（大気圧－水蒸気分圧）× 吸入酸素濃度（F_IO_2）
> － 肺胞気二酸化炭素分圧（P_ACO_2）÷ 呼吸商

□ 肺胞では分圧の差により酸素は肺胞⇒血液中，二酸化炭素は血液中⇒肺胞へ拡散する

□ 肺胞気二酸化炭素分圧（P_ACO_2）は動脈血二酸化炭素分圧（P_aCO_2）と等しい

表1 肺胞各部位の分圧［mmHg］

部位	酸素分圧	二酸化炭素分圧
肺動脈（静脈血）	40	46
肺静脈（動脈血）	95	40
肺胞内	100	40

図3 肺胞のガス交換

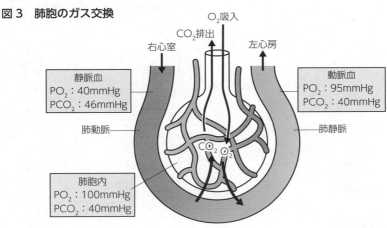

文献1）より引用

》 肺気量（肺容積）

□ スパイロメータは，肺に出入りする空気の量（肺気量）を計測する

□ 肺気量は最大吸気位，最大呼気位，安静吸気位，安静呼気位に分けられる

□ 安静時における1回分の吸気量または呼気量を1回換気量という

□ 安静時吸気位からさらに最大吸気位まで吸気できる量を予備吸気量という

□ 1回換気量＋予備吸気量＋予備呼気量＝肺活量
□ 最大呼気位において，なおまだ肺に残存する空気量を残気量という
□ 残気量＋肺活量＝全肺気量
□ 加齢とともに肺活量は低下し，残気量は増加する
□ 残気量，機能的残気量と全肺気量はスパイロメータで計測できない

図4　肺気量分画

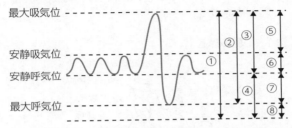

①全肺気量（TLC）　④機能的残気量（FRC）　⑦予備呼気量（ERV）
②肺活量（VC）　⑤予備吸気量（IRV）　⑧残気量（RV）
③最大吸気量（IC）　⑥1回換気量（VT）

Q　呼吸器系の構造と機能について正しいのはどれか。

1．終末細気管支には軟骨が存在する。
2．I型肺胞上皮細胞はサーファクタントを分泌する。
3．大気の酸素分圧は 200mmHg である。
4．全肺気量はスパイロメータで計測する。
5．安静時における1回分の呼気量と吸気量は等しい。　正解 5

循環器系の構造と機能

》 心臓の構造

☐ 心臓は縦隔に存在する

☐ 縦隔は左右の肺と胸骨，椎骨に囲まれた空間で，心臓，気管，大動脈，大静脈，食道，胸腺が存在する

図1　心臓の構造

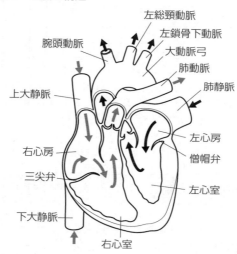

☐ 心臓は右心房，右心室，左心房，左心室の4つの部屋から構成されている

☐ 血液は，大静脈⇒右心房⇒右心室⇒肺動脈⇒肺⇒肺静脈⇒左心房⇒左心室⇒大動脈へと流れる

表1　心臓の弁と特徴

名称	部位	弁尖の数
三尖弁	右心房と右心室の間	3
僧帽弁	左心房と左心室の間	2
肺動脈弁	右心室と肺動脈の間	3
大動脈弁	左心室と大動脈の間	3

□ 心臓の壁は横紋筋からなり，左心室壁が最も厚い
□ 心臓の重さは 250〜300g で人の握り拳くらいの大きさである
□ 酸素を多く含む血液を動脈血，少ない血液を静脈血という
□ 肺動脈には静脈血，肺静脈には動脈血が流れている
□ 心臓が 1 回の収縮で送り出す血液の量を 1 回拍出量という
□ 心拍出量は 1 分間の拍出量で表され，成人で 5L/分である
□ 心拍出量＝ 1 回拍出量× 1 分間の心拍数
□ 心拍出量の増加により，血圧は上昇する

表2　心拍出量の増加因子

増加因子	しくみ
交感神経の興奮	アドレナリンが分泌され心拍数を上げる
β刺激剤の投与	心筋の収縮を促し心拍数を上げる
静脈還流量増加	流入した血液が心室壁を刺激することで，1 回拍出量が上がる
大動脈閉鎖不全	大動脈から左心室へ血液が逆流することで，1 回拍出量が上がる
甲状腺ホルモン	心筋の収縮力を高めることで，1 回拍出量を上げる

Q 循環器系の構造と機能について正しいのはどれか。

1．大動脈弓から腕頭動脈，左総頸動脈，左鎖骨下動脈が分岐する。
2．僧帽弁は右心房と右心室の間に存在する。
3．右心壁は左心壁より厚い。
4．心拍出量は心臓が 1 回の収縮で送り出す血液量である。
5．β刺激剤は，心拍出量を下げる。　　　　　　　　正解 1

3 腎臓・尿路系の構造と機能

》 腎臓の働き

□ 腎臓は血管系と尿細管系（ネフロン）が連結した独特な臓器であり，生体の恒常性維持（尿の産生，水・電解質の調節，血圧の調節，赤血球産生ホルモンの産生，ビタミンDの活性化）のために重要な働きをしている

図1 腎臓の縦断模式図

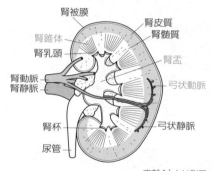

文献1）より引用

図2 腎小体の模式図

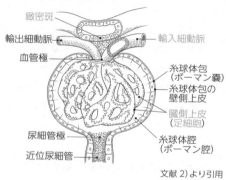

文献2）より引用

》 腎糸球体の機能

□ 糸球体濾過圧が約 8mmHg の限外濾過圧により血漿から原尿が生成される

□ 単位時間当たりに糸球体から濾過される原尿の量〔糸球体濾過率（GFR）〕は約 120mL/分で，1日当たり約 180L となる

□ 糸球体血流量も腎血流量（正常値：1,100mL/分）と同様に自動調節されている

□ 血管極の輸入細動脈，輸出細動脈，緻密斑（遠位尿細管の糸球体と接する部位），および輸入細動脈周囲の顆粒細胞（レニン産生細胞）とが形成する特殊な機

図3 腎臓の断面図（血管，ネフロンの配置）

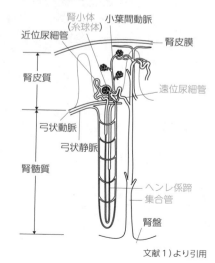

文献1）より引用

能部位を傍糸球体装置という。ここではレニン（昇圧物質）の産生・分泌，輸入出細動脈平滑筋の収縮・弛緩による血流量調節を行う

》 ネフロンにおける濾過，再吸収，分泌

図4　ネフロン部位における分業作用

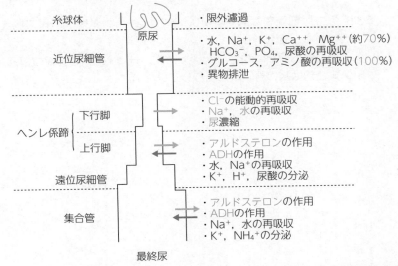

糸球体 — ・限外濾過

原尿

近位尿細管
・水，Na^+，K^+，Ca^{++}，Mg^{++}（約70%）HCO_3^-，PO_4，尿酸の再吸収
・グルコース，アミノ酸の再吸収（100%）
・異物排泄

ヘンレ係蹄
下行脚
・Cl^-の能動的再吸収
・Na^+，水の再吸収
・尿濃縮

上行脚

遠位尿細管
・アルドステロンの作用
・ADHの作用
・水，Na^+の再吸収
・K^+，H^+，尿酸の分泌

集合管
・アルドステロンの作用
・ADHの作用
・Na^+，水の再吸収
・K^+，NH_4^+の分泌

最終尿

文献3）をもとに作成

》 尿管，膀胱，尿道の構造と機能

□ 尿管は径が約5mm，全長が約30cmの管で腎盤から膀胱までを結ぶ

□ 膀胱は成人で300〜500mLの容量があり，内面は移行上皮で覆われている。膀胱に尿が約350mL貯まると尿意を生じる

図5　尿管，膀胱，尿道の略図

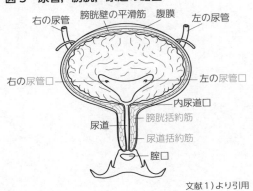

右の尿管　　膀胱壁の平滑筋　腹膜　　左の尿管

右の尿管口　　　　　　　　　　　　　左の尿管口

内尿道口

尿道　　　　　　　　　　　膀胱括約筋

尿道括約筋

腟口

文献1）より引用

Q 次のうち，腎機能について誤っているものを1つ選べ。

1. 腎は尿を生成し，体内の水分や電解質を調節する。
2. 腎は内分泌的作用をもち，レニン，エリスロポエチンを産生している。
3. 近位尿細管では約70％の水分，Na^+，K^+イオンの再吸収をつかさどる。
4. 遠位尿細管ではNa^+が再吸収，K^+，H^+，NH_3^+が分泌される。
5. 集合管は水の再吸収に関与していない。

正解 5

4 消化器系の構造と機能

》 消化

□ 消化により炭水化物はグルコース，タンパク質はアミノ酸，脂肪はグリセリンと脂肪酸に分解される

□ 消化管：口腔⇒咽頭⇒食道⇒胃⇒小腸（十二指腸，空腸，回腸）⇒大腸（盲腸，結腸，直腸）⇒肛門

》 消化管の構造と働き

□ 胃の入口は噴門部，出口は幽門部とよばれる

□ 胃液には酵素（ペプシン），胃酸（pH1～2），ホルモン（ガストリン）が含まれる

□ 胃・腸は平滑筋によってぜん動運動が行われ，食物を攪拌し移動させる

□ 十二指腸に膵液（消化酵素）と胆液（乳化物質）が流れ込む

□ 小腸粘膜には輪状ヒダがあり，粘膜先端の絨毛から食物が吸収される

表1　消化管以外の消化器の構造と働き

臓器	特徴
肝臓	・重量は約 1.0～1.5kg で，右葉と左葉に分かれる ・流入血管は門脈と肝動脈があり，心拍出量の約 25% が流入する ・糖代謝・アミノ酸代謝・解毒を行う ・タンパク質（アルブミン・血液凝固因子）を合成する ・体温産生・胆汁の産生・コレステロールの産生を行う
胆嚢	・胆汁を貯蔵し，十二指腸に放出する
膵臓	・後腹膜腔に存在し，内分泌（ホルモン）と外分泌（消化酵素）を行う

Q 消化器について誤っているのはどれか。

1. 食道は胃の噴門部と接している。
2. ペプシンは胃で産生されるホルモンである。
3. 肝機能障害時には血液アルブミン量は減少する。
4. 胆汁は肝臓にて作られる。
5. 膵臓はホルモンと消化酵素を放出する。

正解 2

5 脳，神経系の構造と機能

》 神経系の構造

☐ 神経は中枢神経（脳・脊髄）と末梢神経（脳神経・脊髄神経）に分けられる

☐ 脳は大脳，小脳，中脳，橋，間脳，延髄から構成される

図1　脳の構造

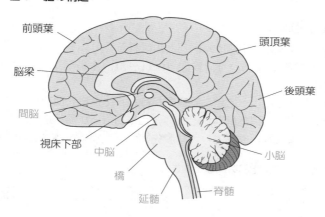

表1　中枢神経の部位と働き

部位	働き
大脳	運動，記憶，知覚，計算
小脳	姿勢の維持，平衡感覚
中脳	眼球運動，ドーパミンの産生
橋	運動性伝導路による随意運動の中継
延髄	呼吸リズム・心拍数の調整
間脳	視床下部でホルモンの調整，体温維持，摂食刺激
脊髄	脊髄反射

》 大脳の構造

☐ 大脳皮質は神経細胞が多く，灰色に見えるため灰白質とよぶ

☐ 感覚・運動は大脳皮質の特定部位によって処理される

☐ 大脳辺縁系の海馬は短期記憶の形成を担っている

図2　大脳皮質の機能的区分

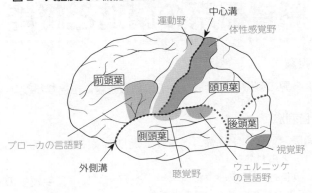

文献4)より引用

》 脳神経

☐ 脳神経は脳の底部につながる末梢神経で，特定の役割をもつ

☐ 脊髄神経は脊髄につながる末梢神経で，感覚と運動に関与する

表2　脳神経の名称と働き

番号	名称	働き	番号	名称	働き
Ⅰ	嗅神経	嗅覚	Ⅶ	顔面神経	表情，味覚，唾液の分泌
Ⅱ	視神経	視覚	Ⅷ	内耳神経	聴覚
Ⅲ	動眼神経	眼球の運動	Ⅸ	舌咽神経	味覚
Ⅳ	滑車神経	眼球の運動	Ⅹ	迷走神経	心拍数緩徐化，胃腸の運動
Ⅴ	三叉神経	咀嚼，顔面の感覚	Ⅺ	副神経	僧帽筋・胸鎖乳突筋の感覚
Ⅵ	外転神経	眼球の運動	Ⅻ	舌下神経	舌の運動，嚥下

Q ▶ 脳，神経系の構造について正しいのはどれか。

1. 脳神経は中枢神経である。
2. 延髄は呼吸リズムや心拍数を調整する働きがある。
3. 海馬は長期記憶の形成を担っている。
4. 眼球運動に関連する脳神経はⅢ，Ⅳ，Ⅴである。
5. 三叉神経は舌の運動に関連がある。

正解　2

6 感覚器系の構造と機能

》感覚器の役割

☐ 感覚器は，外界の刺激を受け取り，その刺激を脳に伝達する役割をもつ

》光刺激，音刺激

☐ 光刺激は角膜，虹彩，水晶体，硝子体を通り網膜に達したのち，視神経を通じて脳に伝えられる

☐ 音刺激は，外耳道⇒鼓膜⇒ツチ骨⇒キヌタ骨⇒アブミ骨⇒蝸牛の順に伝わり，内耳神経を通じて，脳に伝えられる

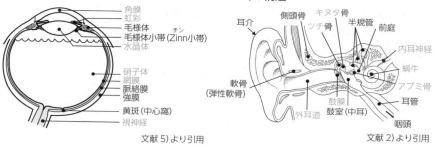

図1 眼球の構造

角膜
虹彩
毛様体
毛様体小帯(Zinn小帯) チン
水晶体
硝子体
網膜
脈絡膜
強膜
黄斑(中心窩)
視神経

文献5)より引用

図2 耳の構造

耳介
側頭骨
キヌタ骨
ツチ骨
半規管
前庭
内耳神経
蝸牛
アブミ骨
耳管
軟骨
(弾性軟骨)
鼓室(中耳)
鼓膜
咽頭
外耳道

文献2)より引用

Q 以下のうち，音刺激の伝導順が正しいのはどれか。

1. 外耳道⇒蝸牛⇒鼓膜⇒キヌタ骨⇒アブミ骨⇒ツチ骨⇒内耳神経
2. 外耳道⇒鼓膜⇒アブミ骨⇒キヌタ骨⇒ツチ骨⇒蝸牛⇒内耳神経
3. 外耳道⇒鼓膜⇒キヌタ骨⇒ツチ骨⇒アブミ骨⇒内耳神経⇒蝸牛
4. 外耳道⇒鼓膜⇒ツチ骨⇒キヌタ骨⇒アブミ骨⇒蝸牛⇒内耳神経
5. 外耳道⇒ツチ骨⇒キヌタ骨⇒アブミ骨⇒鼓膜⇒蝸牛⇒内耳神経

正解 4

7 細胞，骨，筋の構造と機能

》 細胞の構造

☐ 細胞は体を構成する臓器の最小単位である

☐ 細胞の内部には特定の機能をもつ小器官が存在する

☐ 細胞の内部には K^+ が多く，外部には Na^+ が多く存在する

☐ 核の中には DNA が格納されている

図1 細胞

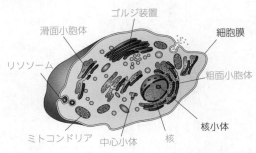

文献4)より引用

表1 細胞内小器官の働き

名称	働き
核	DNA を保護する
リボゾーム	タンパク質を合成する
滑面小胞体	ステロイドホルモンを合成，カルシウムを貯蔵する
粗面小胞体	リボゾームをもつ小胞体
ミトコンドリア	エネルギーを作る
ゴルジ装置	タンパク質を細胞外へ運びやすくする
リソソーム	老廃物を分解する
中心小体	細胞分裂時に関与する

》 骨格の構造

☐ 骨格は骨と軟骨から構成され，体の支柱となる。また，内臓を保護する働きがある

☐ 骨髄の中には血液幹細胞が存在する

□ 血液幹細胞は赤血球，白血球，血小板に分化する
□ 骨はカルシウムを貯蔵する働きがある
□ 肩甲骨は上腕骨と鎖骨に関節をもつ
□ 骨は骨芽細胞によって形成され破骨細胞によって分解される

図2　全身の骨格

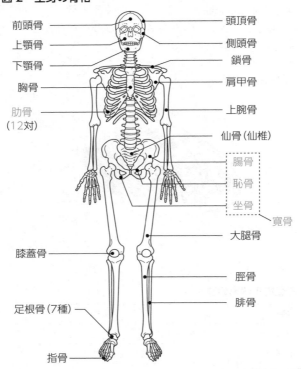

前頭骨
上顎骨
下顎骨
胸骨
肋骨
（12対）

頭頂骨
側頭骨
鎖骨
肩甲骨
上腕骨
仙骨（仙椎）
腸骨
恥骨
坐骨
寛骨
大腿骨

膝蓋骨

足根骨（7種）

指骨

脛骨
腓骨

文献4）より引用

》 筋の構造と機能

□ 筋は筋線維の束から構成され，大きな力を生み出し，運動を引き起こす
□ 筋は姿勢の維持や，熱を産生する役割をもつ
□ 筋はその性質の違いから横紋筋と平滑筋の2つに分かれる
□ 心臓は横紋筋からできているが，例外的に不随意筋である
□ 筋と骨は腱で結ばれ，体のスムーズな運動に寄与する

表2　筋の分類と特徴

	横紋筋	平滑筋
存在部位	腕，足などの骨格を作る骨に付着する	消化管や気管の壁に存在する
動き	短く速い動きが得意	長くゆっくりした動きが得意
性質	意識的に動かすことができる（随意筋）	意識的に動かすことができない（不随意筋）

図3　骨と筋の構造

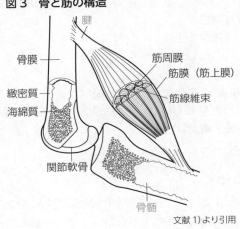

腱
骨膜
緻密質
海綿質
関節軟骨
骨髄
筋周膜
筋膜（筋上膜）
筋線維束

文献1)より引用

Q 細胞，骨，筋の構造と機能について正しいのはどれか。

1. リボゾームは老廃物を分解する。
2. 血液幹細胞は骨を形成する。
3. 腓骨は上腕に存在する。
4. 横紋筋は消化管や気管の壁に存在する。
5. 心臓の筋肉は横紋筋である。

正解 5

8 血液，体液の構造と機能

血液

》 血液の概要と機能

- [ ] 血液量：血液は体重の約 1/13（約 8%）の割合を占めている
- [ ] 酸素・栄養・ホルモン・二酸化炭素・老廃物などを運搬する
- [ ] 白血球や免疫グロブリンなどを全身に送り，生体防御に関与する
- [ ] 体温や電解質を調節
- [ ] 出血時の血小板による止血

》 血液の成分

- [ ] 有形成分：赤血球，白血球，血小板が約 45%
- [ ] 無形成分：血漿が約 55%（水分：約 90%，タンパク質：約 7%，その他は電解質・脂質・糖質など）
- [ ] 血漿の pH は約 7.4

》 血液の有形成分

- [ ] ほとんどが赤血球で白血球と血小板の割合は約 1% である
- [ ] 血液量中の赤血球の割合をヘマトクリット（Ht）値とよぶ
- [ ] 赤血球，白血球，血小板は同じ造血幹細胞から分化し骨髄で作られる

表1　血液の性状

	成人男性	成人女性
比重	1.052～1.060	1.049～1.056
ヘマトクリット値	40～48%	36～42%
血液量	体重の 8%	
有形 / 無形成分	45% / 55%	
総タンパク	6.7～8.3g/dL（Biuret 法）	
アルブミン	3.8～5.2g/dL（BCP 法）	
アルブミン / グロブリン比 (A/G 比)	1.2～2.1	

文献 1）より引用

表2 血液（有形成分）の分類と機能

		基準値	機能
赤血球（RBC）		男性：400〜539 万個 /μL 女性：360〜489 万個 /μL	● 酸素作用。肺で細胞内のヘモグロビンに酸素結合して，全身の細胞に運搬する。未成熟期には核があるが成熟すると核はない ● 寿命：約 120 日
血小板（PLT）		13.0〜34.9 万個 /μL	● 止血作用。出血箇所で一次血栓を作り，そこにフィブリンが付き二次血栓を作る ● 寿命：約 3〜10 日
白血球（WBC）		3,200〜8,500 個 /μL	● 単球（組織ではマクロファージ），リンパ球（B 細胞，T 細胞，NK 細胞など），顆粒球（好中球，好酸球，好塩基球）に分類される ● 寿命：約数〜数百日
白血球の分類	単球 (Mono)	4〜7%/WBC	貪食作用。病原体，老廃物，死んだ細胞などを食べ排除
	好中球 (Neut)	48〜61%/WBC	貪食作用。病原体（細菌）などを食べ排除
	好酸球 (Eo)	1〜5%/WBC	寄生虫排除に関与
	好塩基球 (Baso)	0〜1%/WBC	アレルギーに関与
	リンパ球 (Lym)	25〜45%/WBC	● B 細胞：抗体産生 ● T 細胞：ほかの細胞を活性化，腫瘍細胞やウイルス感染細胞を傷害 ● NK 細胞：腫瘍細胞やウイルス感染細胞を傷害

》 免疫グロブリン

☐ 血清タンパク質を電気泳動法で解析すると，グロブリンは α_1 –グロブリン，α_2 –グロブリン，β –グロブリン，γ –グロブリン分画に分かれる

☐ 生体防御に関与する免疫グロブリン（抗体）は γ –グロブリン分画に含まれる

》 抗血液凝固剤

☐ ヘパリン：血栓の予防や治療で使用されるだけでなく，採血，カテーテル挿入時，人工透析，人工心肺，体外循環装置使用時などに幅広く用いられている

☐ クエン酸ナトリウムや EDTA：採血時の抗血液凝固剤

☐ ワルファリン（ワーファリン®）：内服薬

体　液

≫ 体液の概要

□ 体内の構成成分のなかで最も多い物質は水分であり，その水分を体液という
□ 体液は成人男性で体重の 60％ である（2/3 は細胞内，1/3 は細胞外）
□ 体液割合は，成人女性 55％，胎児 90％，新生児 80％，乳児 70％である

≫ 体液の成分

□ 電解質成分（Na^+，K^+，Ca^{2+}，Mg^{2+}，Cl^-，HCO_3^-，HPO_4^{2-}，SO_4^{2-}，有機酸イオン，タンパクイオンなど）と非電解質成分（ブドウ糖，アミノ酸など）に大別される
□ 細胞内では，K^+，HPO_4^{2-}，Mg^{2+}，タンパクイオンの濃度が高い
□ 細胞外液では，Na^+，Ca^{2+}，Cl^-，HCO_3^-の濃度が高い
□ 酸塩基平衡：陽イオンと陰イオンの割合は一定で，pH = 7.4 を保つ
□ 脱水などで平衡が崩れ，アシドーシス（酸性側），アルカローシス（アルカリ性側）とよばれる状態になると，呼吸系や代謝系に障害が起こる

≫ 浸透圧と膠質浸透圧

□ 浸透圧：濃度の違う 2 つの溶液を半透膜で隔てて置いたとき，濃度によって溶媒の移動する強さをいう
□ 生理食塩水（塩濃度：0.85〜0.9％）は体液と同じ浸透圧（290mOsm/L）である
□ 細胞膜や血管壁も半透膜になり，細胞内液と細胞外液はそれらに隔てられているので，水や電解質成分は移動している
□ 膠質浸透圧：アルブミンは分子量が大きく，血漿中に留まる。このアルブミン量によって，組織液からの水分を移動させる力のこと

表3　体液区分と電解質組成

		体液の分布（重量%）	高濃度の電解質組成
体液 60%	細胞内液 40%	――	K^+，HPO_4^{2-}，Mg^{2+}
	細胞外液 20%	管内液（血漿，リンパ液など）5%	Na^+，Cl^-
		管外液（組織液，間質液など）15%	

文献1）より引用

表4 電解質成分と濃度

		細胞外液		細胞内液
		血漿	組織間質	
陽イオン	Na^+	142	144	15
	K^+	4	4	150
	Ca^{2+}	5	2.5	2
	Mg^{2+}	3	1.5	27
陰イオン	Cl^-	103	114	1
	HCO_3^-	27	30	10
	HPO_4^{2-}	2	2	100
	SO_4^{2-}	1	2	1
	有機酸	5	5	
	タンパク質	16	2	63

※ 組織間質と細胞内液の間は毛細血管・細胞膜を表す

（単位：mEq/L）

》 輸血とABO血液型

□ 輸血の目的：必要な血液成分を補充（成分輸血）
  - 貧血（ヘモグロビン値が低下）⇒赤血球製剤を輸血
  - 血液凝固因子が低下⇒血漿製剤を輸血
  - 止血機能が低下⇒血小板製剤を輸血
  - 大量の出血⇒全血輸血　※赤血球製剤と血漿製剤の輸血で対応
  - 血漿膠質浸透圧の維持，循環血漿量の確保⇒アルブミン製剤

□ ABO血液型は，赤血球上に発現している糖鎖抗原のA抗原とB抗原の発現の有無により分類する。A抗原とB抗原の発現の組み合わせにしたがって，血液中に規則抗体（自然抗体）が存在する

表5　ABO血液型の抗原と血清中抗体

表現型	日本人の出現頻度	赤血球抗原	血清中抗体の規則抗体
A	40%	A抗原	抗B抗体
O	30%	なし	抗A抗体と抗B抗体
B	20%	B抗原	抗A抗体
AB	10%	A抗原とB抗原	なし

【参考文献】
・中村藤夫 編：第 2 種 ME 技術実力検定試験 マスター・ノート 2nd edition，メジカルビュー社，2018.
・日本生体医工学会 ME 技術委員会 監：ME の基礎知識と安全管理 改訂第 7 版，南江堂，2020.
・山本一彦 ほか著：第 2 版 人体の正常構造と機能 第 7 巻 血液・免疫・内分泌，日本医事新報社，2012.
・増田亜希子 ほか監：病気がみえる 5　血液 第 2 版，メディックメディア，2017.
・奈良信雄 ほか著：最新臨床検査学講座 生理学，医歯薬出版，2018.

Q 次のうち，正しいものはどれか。

1. 血液は体液の 1/8 である。
2. 赤血球の寿命は約 120 日である。
3. 好中球はアレルギーに関与する。
4. クエン酸ナトリウムは人工透析で抗凝固剤として用いられる。
5. Na^{2+} イオンは細胞外液より細胞内液で濃度が高い。 正解 2

内分泌, ホルモン

》 概要

☐ 内分泌：体内の分泌器官（内分泌腺）から直接，血液などに物質（ホルモンなど）が分泌されること
☐ 外分泌：汗，唾液や消化液が導管によって分泌されること
☐ ホルモン：内分泌腺より分泌され，血流によって標的となる組織・臓器に作用して機能を調整する物質

》 ホルモンの作用経路

☐ 視床下部⇒下垂体前葉⇒分泌器官（非経由）⇒標的組織
☐ 視床下部⇒下垂体後葉⇒分泌器官（非経由）⇒標的組織
☐ 交感神経，副交感神経，血糖値など⇒分泌器官（非経由）⇒標的組織
☐ 負のフィードバック調節：下流のホルモンが上流のホルモン分泌を抑制する経路

表1 下垂体前葉が関与するホルモン

下垂体前葉から分泌されるホルモン名	分泌器官	ホルモン名	作用	標的組織
甲状腺刺激ホルモン	甲状腺	サイロキシン	代謝亢進	全身
副腎皮質刺激ホルモン	副腎皮質	糖質コルチコイド	血糖上昇	全身
卵胞刺激ホルモン	卵胞	エストロゲン	女性器発達，乳腺発育	子宮，乳腺
黄体形成ホルモン	黄体	プロゲステロン	子宮内膜分泌，排卵抑制	子宮
	精巣	アンドロゲン（テストステロン）	精子形成，男性化	精巣
成長ホルモン	—	—	骨成長促進，タンパク合成増加	骨，筋
プロラクチン	—	—	乳汁増加	乳腺

文献1）より引用

12

人体の構造と機能, 疾患

表2 下垂体後葉が関与するホルモン

下垂体後葉から分泌されるホルモン名	分泌器官	ホルモン名	作用	標的組織
オキシトシン	—	—	乳汁排出,分娩促進	乳腺,子宮
バゾプレシン	—	—	水分再吸収	腎臓

文献1)より引用

表3 下垂体の関与が弱いホルモン

分泌器官	ホルモン名	作用	標的組織
副腎髄質	アドレナリン,ノルアドレナリン	心拍数上昇,血糖上昇 血管収縮,血圧上昇	心,肝,筋 血管
腎臓	エリスロポエチン	赤血球増加	骨髄
膵臓ランゲルハンス島	インスリン,グルカゴン	血糖低下 血糖増加	全身 肝
甲状腺	カルシトニン	血中 Ca^{2+} 低下	骨,腸,腎
副甲状腺	パラソルモン	血中 Ca^{2+} 増加	骨,腎

文献1)より引用

》 体温の調節

☐ 体温調節は自立神経系とホルモンで行う
☐ 視床下部は体温調節の中枢として働く

図1 自律神経の体温調節のメカニズム

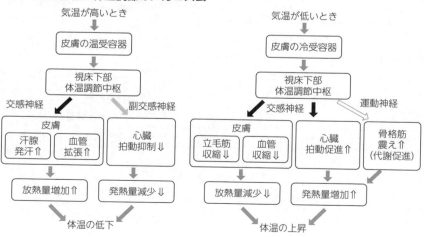

【参考文献】
・中村藤夫 編：第 2 種 ME 技術実力検定試験 マスター・ノート 2nd edition, メジカルビュー社, 2018.
・日本生体医工学会 ME 技術委員会 監：ME の基礎知識と安全管理 改訂第 7 版, 南江堂, 2020.
・山本一彦 ほか著：第 2 版 人体の正常構造と機能 第 7 巻 血液・免疫・内分泌, 日本医事新報社, 2012.
・森野勝太郎 ほか監：病気がみえる 3 糖尿病・代謝・内分泌 第 5 版, メディックメディア, 2019.
・奈良信雄 ほか著：最新臨床検査学講座 生理学, 医歯薬出版, 2018.
・尾上尚志 ほか監：病気がみえる 7 脳・神経 第 2 版, メディックメディア, 2017.

Q ホルモンの働きについて誤っているものはどれか。

1．エリスロポエチンは赤血球を増加させる。
2．成長ホルモン骨成長促進させる。
3．サイロキシンは代謝を亢進させる。
4．ノルアドレナリンは血管収縮させる。
5．インスリンは血糖を増加させる。

 正解 5

10 エネルギー，代謝

》 概要

- [ ] エネルギー代謝：食事などにより体内に栄養を取り入れ，生命活動に必要なエネルギーを得る過程
- [ ] 三大栄養素：糖質（炭水化物），脂質，タンパク質を代謝しエネルギーを得ている
- [ ] 三大栄養素の発熱量：糖質，タンパク質は 1g につき 4kcal，脂質は 1g につき 9 kcal
- [ ] 呼吸商：ある時間において生体内で栄養素が分解されてエネルギーに変換するまでの呼吸の際に排出される二酸化炭素量と，摂取した酸素量の体積比のこと
- [ ] 三大栄養素の呼吸商：糖質は 1，タンパク質は 0.8，脂質は 0.7 である

》 三大栄養素の消化と吸収

表1　三大栄養素の消化と吸収

栄養素	消化され小腸から吸収	血中での状態	余ったエネルギー貯蔵
糖質 （炭水化物）	ブドウ糖（グルコース） 果糖 ガラクトース	ブドウ糖（グルコース） 果糖 ガラクトース	肝臓や筋肉にグリコーゲンで貯蔵 [1]
脂質	脂肪酸 グリセロール	カイロミクロン [2]	全身の脂肪細胞に中性脂肪（トリグリセリド）で貯蔵 [1]
タンパク質	アミノ酸	アミノ酸	各細胞タンパク質に再合成される [1]

1) アミノ酸からグルコースへ，グルコースから脂肪酸へなど変換されることもある
2) 脂肪酸とグリセロールをほかの組織に血中を移動するためのリポタンパク質粒子

》 基礎代謝に影響する要因

- [ ] 基礎代謝：生命維持に必要な最小限の代謝を行うエネルギー消費量
- [ ] 影響する要因
  - 性別：女性より男性のほうが高い
  - 年齢：成人より成長と発育が盛んな青年期（18 歳未満）が高い。40 歳以降で徐々に低下する。体表面当たりでは 1〜3 歳児が最も高い
  - 季節・気温：夏は低く冬は高い。外気温が 20℃以下のほうが高い
  - 睡眠：起きているときの 90%

- ●運動・労働：骨格筋を使う運動や労働は高い
- ●食事：直後より 2～3 時間後に最大となる
- ●性周期と妊娠：排卵後月経期まで高い。妊娠中期は 10%，後期・授乳期は 20%高い
- ●発熱・甲状腺機能亢進症：高くなる
- ●神経：交感神経が興奮すると高くなる

【参考文献】
・日本生体医工学会 ME 技術委員会 監：ME の基礎知識と安全管理 改訂第 7 版，南江堂，2020.
・森野勝太郎 ほか監：病気がみえる 3 糖尿病・代謝・内分泌 第 5 版，メディックメディア，2019.
・奈良信雄 ほか著：最新臨床検査学講座 生理学，医歯薬出版，2018.

Q エネルギーと代謝について正しいものはどれか。

1．糖質の発熱量は 1g あたり 9 kcal である。
2．脂質はグリコーゲンで体内に蓄積させる。
3．呼吸商は排出される二酸化炭素量と摂取した酸素量の体積比である。
4．食事の場合の基礎代謝は摂取直後に高くなる。
5．タンパク質の呼吸商は 1 である。

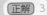 正解 3

11

疾患，成人と小児の違い

疾患

》 ホルモン異常

□ ホルモン異常の疾患は大きく 3 つに分けられる
- ホルモンの過剰分泌
- ホルモンの分泌低下
- 内分泌器官の異常（腫瘍や組織破壊など）

表1 ホルモン異常で起こる疾患

		疾患名	疾患に関連するホルモンなど
下垂体前葉ホルモン	下垂体腺腫	先端巨大症 下垂体性巨人症	成長ホルモンの過剰分泌，インスリン様成長因子 I の高値
		高プロラクチン血症	プロラクチンの過剰分泌，乳汁漏出，性腺機能低下
		Cushing 病	コルチゾールの過剰分泌，副腎皮質刺激ホルモンの過剰分泌（下垂体腺腫）
	下垂体前葉機能低下症 （下垂体前葉ホルモンの低下）	汎下垂体機能低下症	すべての前葉ホルモンの欠乏
		部分的下垂体機能低下症	2 種類以上の前葉ホルモンの欠乏
		下垂体ホルモン単独欠損症	1 種類の前葉ホルモンの欠乏
	成長ホルモン分泌不全性低身長性		成長ホルモンの分泌低下
下垂体後葉ホルモン	尿崩症		バゾプレシンの分泌低下，腎のバゾプレシンに対する反応低下
	バゾプレシン分泌過剰症（SIADH）		バゾプレシンの分泌過剰，抗利尿ホルモンの持続分泌
甲状腺ホルモン	甲状腺機能亢進症	Basedow 病 （Graves 病）	甲状腺刺激ホルモン受容体抗体陽性，甲状腺刺激ホルモンの低下，遊離 T_3 と T_4（FT_4）増加
	甲状腺機能低下症	慢性甲状腺炎 （橋本病）	甲状腺刺激ホルモンの増加，抗サイログロブリン抗体陽性，抗甲状腺ペルオキシダーゼ抗体陽性
副腎皮質ホルモン	Cushing 症候群		コルチゾールの過剰分泌に起因する疾患の総称，Cushing 病と副腎腺腫が多くを占める

（次頁に続く）

（前頁からの続き）

副腎皮質ホルモン	原発性アルドステロン症		アルドステロンの過剰分泌，高血圧，低K血症
	副腎皮質機能低下症	原発性副腎皮質機能低下症	副腎の病変により副腎皮質ホルモンの分泌低下，Addison病など
		続発性副腎皮質機能低下症	副腎皮質刺激ホルモン・副腎皮質刺激ホルモン放出ホルモンの分泌低下による副腎皮質ホルモンの分泌低下

》 代謝異常

□ 代謝の機序がなんらかの原因により妨げられ，疾患の起因となる

表2 代謝異常で起こる疾患

代謝異常	疾患名
糖質代謝異常	糖尿病（1型糖尿病，2型糖尿病），糖尿病性昏睡（糖尿病性ケトアシドーシス，高浸透圧高血糖症候群），低血糖症など
脂質代謝異常	脂質異常症（高脂血症），家族性高コレステロール血症
アミノ酸代謝異常	フェニルケトン尿症，メープルシロップ尿症，ホモシスチン尿症，チロシン血症
尿酸代謝異常（核酸代謝異常）	高尿酸血症，痛風など
骨代謝異常	骨粗鬆症など
その他	Marfan症候群，くる病，骨軟化症など

》 感染症

□ 感染：病原体（細菌，ウイルス，真菌，寄生虫など）が体内に侵入して，組織や細胞に定着・増殖すること

□ 感染症：感染によって症状が発症して引き起こされる疾患の総称。未発症で病原体を保有している状態をキャリアとよぶ。発症の条件には，病原体側と体内側のバランスが重要となる

- 病原体側：病原性の強弱，毒素の有無，感染量（微生物量）など
- 体内側：免疫機能の強弱，他の疾患の有無，免疫抑制剤などの薬の服用，栄養状態など

□ 感染して発症することを顕性感染とよび，感染性しても未発症なことを不顕性感染よぶ

□ 水平感染：感染源が周囲の人や物から広がる感染経路

- 接触感染：感染者に直接接する

- 飛沫感染：病原体を含む飛沫を吸い込む（飛沫は，くしゃみなど水分で病原体がおおわれている状態）
- 空気感染：空気中に漂う微粒子を吸い込む（飛沫核などの病原体にほこりなどに付着した水分の無い状態）
- 媒介物感染：食品，タオルなどの共有物，血液などを介して感染

□ 垂直感染：母体から感染源が胎児や児に広がる感染経路
- 経胎盤感染：胎盤を介して感染
- 産道感染：分娩時に母親の血液中の病原体が感染
- 母乳感染：母乳を介して感染

□ 性感染症（接触感染）：梅毒，淋病，B型肝炎，AIDS，腟トリコモナス，クラミジア，ケジラミ症など

□ HIV感染症/AIDS（後天性免疫不全症候群）
- 感染源：血液，精液，腟分泌液，母乳など
- 感染経路：性感染，血液感染，垂直感染
- CD4T細胞が減少する
- 日和見感染を発症：カンジタ症，ニューモシスチス肺炎，クリプトスポリジウム症，サイトメガロウイルス感染症，単純ヘルペス感染症など
- 悪性腫瘍を発症：カポジ肉腫，悪性リンパ腫など

》 アレルギー

□ アレルギー：生体防御を担う免疫系の反応が特定の抗原（アレルゲン）に対して過剰に反応して，生体にとって有害となる病態を起こす反応のこと

□ アレルギーの分類：I型，II型，III型，IV型，V型アレルギーに大別

表3　アレルギーの分類

型	同義語	疾患名
I	即時型，アナフィラキシー型	蕁麻疹，花粉症，気管支喘息，食物アレルギー，アナフィラキシーショック
II	細胞傷害型	自己免疫性溶血性貧血，特発性血小板減少性紫斑病，新生児溶血性黄疸，異型輸血，重症筋無力症
III	免疫複合体型	全身性エリテマトーデス（ループス腎炎），急性糸球体腎炎，過敏性肺臓炎，血清病
IV	遅延型	接触性皮膚炎，橋本病，ツベルクリン反応，シェーグレン症候群，結核，サルコイドーシス，過敏性肺臓炎
V	II型に含まれることもある	バセドウ病

□ アナフィラキシー：臨床所見によって 3 段階に分類され，症状によって抗ヒスタミン薬，ステロイド，アドレナリンなどを用いて治療

表 4　アナフィラキシーの臨床所見による重症度分類

		グレード 1 （軽症）	グレード 2 （中等症）	グレード 3 （重症）
皮膚・粘膜症状	紅斑・蕁麻疹	部分的	全身性	全身性
	かゆみ	軽い	強度	強度
	□唇，眼瞼腫脹	部分的	顔全体の腫れ	顔全体の腫れ
消化器症状	□腔内，咽頭違和感	□，のどのかゆみ，違和感	咽頭痛，のみこめない	咽頭痛，のみこめない
呼吸器症状	鼻汁，鼻閉，くしゃみ	ある	ある	ある
	咳	弱く連続しない	ときどき連続する	持続する強い咳
	喘鳴，呼吸困難	－	聴診上の喘鳴，軽い息苦しさ	明らかな喘鳴，呼吸困難，チアノーゼ，呼吸停止
循環器症状	脈拍，血圧	－	頻脈，蒼白，血圧軽度低下	不整脈，血圧低下，重度除脈，心停止
神経症状	意識状態	元気がない	眠気，軽度頭痛	ぐったり，意識消失

血圧軽度低下：1 歳未満＜ 80mmHg，1～10 歳＜［80 ＋（2 ×年齢）mmHg］，11 歳～成人＜ 100mmHg
血圧低下：1 歳未満＜ 70mmHg，1～10 歳＜［70 ＋（2 ×年齢）mmHg］，11 歳～成人＜ 90mmHg

文献 6）をもとに作成

》 自己免疫疾患

□ 自己免疫疾患：自己（自己抗原）に対する過剰な免疫反応で起こる疾患
□ 病態には自己抗体や自己反応性リンパ球などが関与しているが，原因は不明
□ 組織特異的自己免疫疾患：1 種類の細胞または組織にのみ傷害がみられる
- 慢性甲状腺疾患（橋本病），バセドウ病，重症筋無力症，自己免疫性溶血性貧血，特発性血小板減少性紫斑病，悪性貧血，原発性胆汁性肝硬変症，自己免疫性肝炎，重症筋無力症，グッドパスチャー病など
□ 全身性自己免疫疾患：多種の細胞や組織が傷害される
- 全身性エリテマトーデス，全身性硬化症，多発性筋炎・皮膚筋炎，関節リウマチ，シェーグレン症候群，混合性結合組織病など

成人と小児の違い

》 バイタルサインの年齢変化

□ バイタルサイン：人間が生きている状態を示す徴候で，生命の徴候ともよぶ

- 基本の４つのバイタルサイン：呼吸，脈拍，血圧，体温
- 必要に応じて追加されるサイン：意識状態，疼痛，尿量など

表5　バイタルサインの年齢変化

年齢	呼吸数 [回／分]	脈拍数 [回／分]	血圧 [mmHg] 収縮期血圧	血圧 [mmHg] 拡張期血圧	体温 腋窩温 [℃]
新生児	30〜60	100〜180	60〜80	30〜50	36.5〜37.5
乳児	30〜40	100〜160	80〜90	60	36.5〜37.5
幼児	20〜30	80〜150	90〜100	60〜65	36.5〜37.5
学童	18〜20	60〜120	120〜125	60〜70	36.5〜37.3
成人	12〜20	60〜100	110〜130	60〜80	36.0〜37.0
高齢者	16〜25	50〜70	110〜140	60〜90	36.0〜37.0 (低くなる傾向)

≫ 体内水分（体液）量の年齢変化

□ 体内水分は細胞内液と細胞外液に分けられ，体液量も年齢に伴い変化する

表6　体液分布の年齢変化

	新生児	乳児	幼児	成人	高齢者
体重当たりの割合 [％]	80	70	65	60	50
細胞内液：細胞外液	40：40	40：30	40：25	40：20	30：20

【参考文献】
・見目恭一 編：臨床工学技士 ブルー・ノート 基礎編，メジカルビュー社，2013.
・森野勝太郎 ほか監：病気がみえる 3　糖尿病・代謝・内分泌 第5版，メディックメディア，2019.
・窪田哲朗 ほか編著：最新臨床検査学講座 免疫検査学，医歯薬出版，2017.
・木下佳子 編：これならわかる！バイタルサイン 見かたとアセスメント，ナツメ社，2019.
・聖マリアンナ医科大学病院看護部 編：みるみる身につくバイタルサイン，照林社，2014.

Q 疾患について誤っているものはどれか。

1. Cushing 病は副腎皮質刺激ホルモンの過剰分泌で起こる。
2. 慢性甲状腺炎は甲状腺機能低下症に属する。
3. 痛風は尿酸代謝異常で起こる。
4. C型肝炎は性感染症に分類される。
5. HIV 感染症は CD4T 細胞が減少する。

正解 4

1 消毒・滅菌

》 消毒・滅菌の定義

- □ 消毒：対象微生物を感染症を惹起しない水準まで，殺滅または減少させる
- □ 滅菌：すべての微生物を殺滅または除去する方法
- □ 無菌：すべての微生物が存在しない状態
- □ 病院感染対策（隔離予防策）：標準予防策（スタンダードプリコーション），感染経路別対策

》 感染経路

- □ 空気感染：5μm 以下の飛沫核に乗って空気中を長時間浮遊し，伝播する微生物
- □ 飛沫感染：5μm を超える飛沫に乗って伝播する微生物
- □ 接触感染：接触予防策は標準予防策の範囲をより拡大したもの

》 消毒・滅菌法の分類

表1 消毒・滅菌法の分類

滅菌法	消毒・滅菌法の種類	内容
加熱法	高圧蒸気滅菌	●高圧蒸気滅菌装置（オートクレイブ）にて，空気を飽和水蒸気と置換し，加熱 ●121〜124℃，15 分間
	乾熱法（乾熱滅菌）	●加熱乾燥気体で加熱殺滅。乾燥高温に耐えるもの（ガラス製品，磁製，金属製など） ●基本的条件：180℃，1 時間以上
照射法	放射線法	γ線，電子線，X線照射による滅菌法。透過力が強いため包装した非滅菌物を滅菌（ディスポーザブル器材多用）
	高周波法	マイクロ波を直接照射し，加熱により行う滅菌
ガス法	酸化エチレンガス法	ガスにより微生物のタンパク質成分をアルキル化にて死滅。高圧蒸気滅菌できないものに行う。エアレーション（空気置換）が必要
	過酸化水素ガスプラズマ	高真空状態で過酸化水素を噴霧し，過酸化プラズマにより，一般細菌，芽胞，真菌，ウイルスを含むすべての微生物を死滅。非耐熱性，非耐湿性の製品の滅菌が可能

（次頁に続く）

13

消毒・滅菌法

183

ガス法	ホルムアルデヒドガス法	ホルムアルデヒドガスにより微生物を不活性化。酸化エチレンガス滅菌の適応製品すべて滅菌可能
	過酸化水素蒸気滅菌法	化学的滅菌剤として利用。医療機器の工業用滅菌（真空システム），広いまたは狭い空間の除染（大気システム）
濾過法（完全な滅菌法ではない）		● 非滅菌物に存在する微生物を濾過によって除去（気体・液体） ● メンブレンフィルタ（孔径：0.22〜0.45μm） ● 超濾過装置：逆浸透および分画分子量約 6,000 以上の物質を除去できる限外濾過膜
滅菌剤処理法		種々の滅菌剤による処理

表 2　CDC ガイドラインによる滅菌・消毒の分類

滅菌	芽胞菌を含むすべての微生物を殺滅
高水準消毒	大量の芽砲菌の場合を除く，すべての微生物を殺滅
中水準消毒	芽胞菌以外のすべての微生物を殺滅するが，なかには殺芽胞菌を示すものもある
低水準消毒	結核菌などの抵抗性を有する細菌，消毒薬に耐性を有する一部の菌以外の微生物を殺滅

文献 1）をもとに作成

》 消毒法と消毒薬

□ 物理的消毒法：消毒薬を使用せずに微生物を殺滅する
□ 化学的消毒法：熱消毒ができない場合に消毒薬を利用する

表 3　物理的・化学的消毒法の分類

物理的消毒法	煮沸消毒法	● 沸騰水 ● 15 分間以上煮沸
	熱水消毒法	● 80℃，10 分間以上 ● 芽胞以外の一般細菌を感染可能な水準以下に死滅または不活性化
	蒸気消毒法	● 加熱水蒸気 ● 100℃，30〜60 分間
	間歇消毒法	● 80〜100℃の熱水または水蒸気 ● 30〜60 分間を 3〜6 回 /1 日
	紫外線法 （殺菌灯）	● 紫外線（254nm 付近）照射 ● 真菌や芽胞に対しては長時間の照射が必要

（次頁に続く）

（前頁からの続き）

化学的消毒法	低・中・高水準 消毒薬および 生体用消毒薬	過酸化水素（オキシドール），トリクロサン（薬用石けん），アクリノール水和物など

文献2）より引用

≫ 消毒薬の効力

- ☐ 作用機序：酸化，凝固，重合，吸着，溶解など
- ☐ 使用濃度，作用温度，作用時間
- ☐ 高濃度，高温度，長時間⇒効力が増大
- ☐ 消毒薬の種類：適切な濃度調整
- ☐ 消毒薬に有効な微生物と無効な微生物が存在する
- ☐ 菌株によって一部の消毒薬に対する感受性が異なる
- ☐ 消毒薬の効力を左右する因子：接触状態，汚染状態，pH，吸着など

≫ 消毒薬の使用上の注意

- ☐ 消毒薬と消毒法を選択
- ☐ 消毒物の材質，構造
- ☐ 消毒薬の調製
- ☐ 血液などの有機物汚染：タンパク凝固，バイオフィルム形成
- ☐ 消毒薬の副作用，毒性：アナフィラキシー，接触皮膚炎，手荒れ，中枢神経障害など
- ☐ 消毒薬の保管，廃棄：熱，暗所保管，冷所保存，使用期限，アルコール濃度

表4　各種の消毒法

消毒方法	内容
浸漬法	器具などを完全に浸漬して薬液と接触させる
清拭法	ガーゼ，布，モップなどに消毒薬を染み込ませ表面を拭き取る
散布法	スプレー式道具を用いて消毒薬を撒く
灌流法	チューブ，カテーテル，内視鏡，透析装置など細い内腔構造を有している器具に消毒薬を灌流する

文献2）をもとに作成

≫ 感染リスク分類

- ☐ E. H. Spaulding（スポルディング）が提唱した器具を使用用途ごとに分類した体系では，感染リスクの程度により3つに分類される

13

消毒・滅菌法

表5　Spaulding の感染リスク分類

クリティカル器具：体内に埋め込むか血液と長時間接触するもの（滅菌必要）	
対象物	手術器材，眼内レンズ，心臓カテーテル，インプラント器材，針
消毒薬	グルタラール，過酢酸，フタラール
セミクリティカル器具：粘膜および創のある皮膚と接触する医療器具	
対象物	人工呼吸器回路，麻酔関連機材，眼圧計，凍結手術用器材，口腔体温計
消毒薬	器材：グルタラール，過酢酸，フタラール，塩素系消毒薬 創のある皮膚：塩素系消毒薬，アルコール，ヨードホール
ノンクリティカル器具：創のない，粘膜とは接触しない医療器具	
対象物	モニター類，聴診器，便器，血圧測定用カフ，松葉つえ，ベッド枠，リネン類
消毒薬	低水準消毒薬

文献2）より引用

》》使用目的別にみた消毒薬の選択

☐ 高水準消毒薬：グルタラール，過酢酸，フタラール
☐ 中水準消毒薬：次亜塩素酸ナトリウム，アルコール，ポピドンヨード，クレゾール石けん
☐ 低水準消毒薬：第四級アンモニウム塩，クロルヘキシジン，両性界面活性剤

》》微生物別にみた消毒薬の殺菌効力

☐ 高水準消毒薬：真菌，芽胞など長時間の接触であらゆる微生物を殺滅
☐ 中水準消毒薬：結核菌，その他の細菌，ほとんどのウイルスや真菌を不活性化・死滅
☐ 低水準消毒薬：ほとんどの細菌，真菌，一部のウイルスに有効。結核菌，芽胞菌，耐性菌に無効

Q 次の用語について誤っているものはどれか。

1. 滅菌とは，すべての微生物殺滅または除去する方法である。
2. 消毒とは，芽胞菌を含む対象微生物が感染症を惹起しない水準まで殺滅，または減少させる方法である。
3. 無菌とは，すべての微生物が存在しない状態である。
4. 標準予防策とは，患者の血液，すべての体液，分泌物，排泄物など感染の可能性のある物質とみなして対応することである。
5. 殺菌とは，無菌が達成されるための手段，プロセスである。

正解 2

Q 次の消毒，滅菌法について誤っているものはどれか。

1. 高圧蒸気滅菌はオートクレイブにて80℃で10分以上，空気を飽和水蒸気と置換して加熱する。
2. γ線，電子線，X線を用いた照射法は透過力が強いため，包装した非滅菌物を滅菌（ディスポーザブル器材）するのに多用される。
3. 酸化エチレンガス法は微生物のタンパク質成分をアルキル化にて死滅させるため，エアレーションが必要である。
4. ホルムアルデヒドガス法は，ホルマリンが気化したガスにより微生物を不活性化する。
5. 濾過法は非滅菌物に存在する微生物を濾過によって除去する。メンブレンフィルターには，セルロース系，ポリカーボネート製，テフロン製などがある。

正解 1

13

消毒・滅菌法

1 小論文の書き方

》 小論文について

□ 小論文で問われるのは，読解力はあるか？，考察力はあるか？，表現力はあるか？などである

□ 文字数：400 字以上 600 字以内。改行による文末の空白は文字数として数えず，400 字に満たない場合は不合格。90% 以上（540 文字以上）書くとよい

□ 出題パターン
- ●○○について，意見を述べる形式
- ●文章を読んで意見を述べる形式
- ●図・表を検討した後で，意見を述べる形式

》 小論文のポイント

□ 原稿用紙の使い方
- ●段の書き始めは 1 マス空ける
- ●句点（。）読点（,）は 1 マスに 1 つをマス目の左下に書く。行の最後に句読点がきたら，最後のマス目に文字と一緒に書く
- ●かぎ括弧（「」）は 1 マスに 1 つ書く。行の最後にかぎ括弧がきたら，最後のマス目に文字と一緒に書く
- ●小さな「っ」,「ゃ」,「ゅ」,「ょ」も 1 マスに 1 つ書く
- ●半角英数字は 2 文字を 1 マスに書く

□ 句読点の打ち方
- ●読点の打ち方は，まだ規則としては確立していない
- ●読点が多くなりすぎる場合には，"句点 1 つに対して，読点は 1 つか 2 つ"とすればよい

□ 正しい文章の書き方
- ●主語と述語を明確にする
- ●「なので」,「すごい」などの話し言葉は使用しない
- ●「バイト」,「スマホ」などの略語を使用しない

□ その他
- ●「です・ます」体と「だ・である」体とを混在させない。基本的に「だ・である」体とする
- ●一人称は「私」とし，「僕」や「自分」は使用しない
- ●記号はなるべく"句読点"と"かぎ括弧"くらいにとどめる

》 小論文テーマ

□ 傾向と対策

- 医療事故，災害時医療，近年話題の医療関連トピックス，健康保険に関する施策などについて事前に情報収集しておく

文 献

2章　電子工学

1) 中村藤夫 編：第2種 ME 技術実力検定試験 マスター・ノート 2nd edition，メジカルビュー社，2018.
2) 福長一義 編：臨床工学技士 ポケット・レビュー帳，メジカルビュー社，2015.

3章　機械工学

1) 中村藤夫 編：第2種 ME 技術実力検定試験 マスター・ノート 2nd edition，メジカルビュー社，2018.

4章　機器安全管理

1) 日本臨床工学技士教育施設協議会 監：臨床工学講座 医用機器安全管理学 第2版，医歯薬出版，2015.
2) JIS T 0601-1：2017.
3) JIS T 1022：2018.
4) 渡辺 敏ほか 編著：事例で学ぶ医療機器安全管理学，真興交易（株）医書出版部，1999.
5) 中村藤夫 編：第2種 ME 技術実力検定試験 マスター・ノート 2nd edition，メジカルビュー社，2018.
6) JIS T 7101：2020.
7) 日本生体医工学会 ME 技術委員会 監：ME の基礎知識と安全管理 改訂第7版，南江堂，2020.
8) 福長一義 編：臨床工学技士 ポケット・レビュー帳，メジカルビュー社，2015.

5章　治療機器学

1) 中村藤夫 編：第2種 ME 技術実力検定試験 マスター・ノート 2nd edition，メジカルビュー社，2018.
2) 日本生体医工学会 ME 技術教育委員会 監：ME の基礎知識と安全管理 改訂第7版，南江堂，2020.
3) 小野哲章 編：電気メスハンドブックー原理から事故対策までー，秀潤社，1993.
4) 日本臨床工学技士教育施設協議会 監：臨床工学講座 医用治療機器学 第2版，医歯薬出版，2018.
5) オリンパス：カプセル内視鏡システム添付文書

6章　情報処理工学

1) 中村藤夫 編：第2種 ME 技術実力検定試験 マスター・ノート 2nd edition，メジカルビュー社，2018.

7章　生体計測

1) 小野哲章 ほか著：イラストで見る医療機器早わかりガイド，学研メディカル秀潤社，2010.
2) 中村藤夫 ほか編：第2種 ME 技術実力検定試験 重要問題集中トレーニング，メジカルビュー社，2014.
3) 3学会合同呼吸療法認定士認定委員会 編：第10回3学会合同呼吸療法士認定講習会テキスト，3学会合同呼吸療法認定士認定委員会，2005.

4) 日本臨床工学技士教育施設協議会 監：臨床工学講座 生体計測装置学，医歯薬出版，2010.
5) 小野哲章 ほか編：臨床工学技士標準テキスト 第3版増補，金原出版，2019.

8章 生体物性，材料工学

1) 日本生体医工学会 ME 技術教育委員会 監：ME の基礎知識と安全管理 第7版，南江堂，2020.
2) 中村藤夫 編：第2種 ME 技術実力検定試験 マスター・ノート 2nd edition，メジカルビュー社，2018.
3) 小原 實 ほか著：レーザ応用光学，共立出版，1998.

9章 体外循環

1) 中村藤夫 編：第2種 ME 技術実力検定試験 マスター・ノート 2nd edition，メジカルビュー社，2018.

10章 血液浄化療法

1) 小野哲章 ほか編：臨床工学技士標準テキスト 第3版増補，金原出版，2019.

11章 呼吸療法，麻酔器

1) 日本臨床工学技士教育施設協議会 監：臨床工学講座 生体機能代行装置学 呼吸療法装置 第2版，医歯薬出版，2019.
2) 日本臨床工学技士会 臨床工学技士基本業務指針 2010.
3) 中村藤夫 編：第2種 ME 技術実力検定試験 マスター・ノート 2nd edition，メジカルビュー社，2018.

12章 人体の構造と機能，疾患

1) 中村藤夫 編：第2種 ME 技術実力検定試験 マスター・ノート 2nd edition，メジカルビュー社，2018.
2) 柳澤 健 編：理学療法士・作業療法士 ブルー・ノート 基礎編 2nd edition，メジカルビュー社，2011.
3) 北岡建樹 著：楽しくイラストで学ぶ水・電解質の知識 改訂2版，南山堂，2012.
4) 見目恭一 編：臨床工学技士 ブルー・ノート 基礎編，メジカルビュー社，2013.
5) 平澤泰介 ほか監：柔道整復師 ブルー・ノート 基礎編，メジカルビュー社，2013.
6) 柳田紀之 ほか著：携帯用患者家族向けアレルギー症状の重症度評価と対応マニュアルの作成および評価．日本小児アレルギー学会誌，28（2）：201-210，2014.

13章 消毒・滅菌法

1) 小林寛伊 編：新版 消毒と滅菌のガイドライン，へるす出版，2011.
2) 小林寛伊 指導：消毒薬テキスト 第4版，協和企画，2012.

索引

改訂第2版　第2種ME技術実力検定試験　必勝ポイント帳

2016年	7月	10日	第1版第1刷発行
2022年	1月	10日	第2版第1刷発行
2024年	8月	20日	第4刷発行

- ■**編　集**　中村藤夫　なかむら　ふじお
  　　　　　石田　等　いしだ　ひとし

- ■**発行者**　吉田富生

- ■**発行所**　株式会社メジカルビュー社
  〒162-0845 東京都新宿区市谷本村町2-30
  電話　03(5228)2050(代表)
  ホームページ https://www.medicalview.co.jp

  営業部　FAX 03(5228)2059
  　　　　E-mail eigyo@medicalview.co.jp

  編集部　FAX 03(5228)2062
  　　　　E-mail ed@medicalview.co.jp

- ■**印刷所**　シナノ印刷株式会社

ISBN 978-4-7583-2055-9　C3047

© MEDICAL VIEW, 2022. Printed in Japan

「第 2 種 ME 技術実力検定試験」対策シリーズ

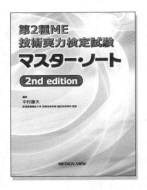

必要な知識を丁寧に解説したテキスト！

◎簡潔な箇条書きでまとめられた本文と，豊富な図表で要点をわかりやすく解説しています。
◎一通り読破し，他書で得た知識を本書に書き込みながら，自分独自のノートを作成できます。

■ 編集　中村藤夫
　新潟医療福祉大学 医療技術学部 臨床技術学科 教授
■ B5 判・480 頁・定価 5,720 円（本体 5,200 円＋税）
　ISBN978-4-7583-1923-2

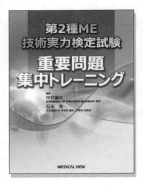

合格のための力を効率的に身につけられる問題集！

◎過去の出題傾向を踏まえたうえでオリジナル問題を科目ごとに作成し，解説しています。
◎基礎〜応用レベルの問題をこなすことで，試験突破に必要な学力が身につきます。

■ 編集　中村藤夫
　新潟医療福祉大学 医療技術学部 臨床技術学科 教授
■ 編集　石田　等
　帝京短期大学 専攻科 臨床工学専攻 准教授
■ B5 判・312 頁・定価 4,400 円（本体 4,000 円＋税）
　ISBN978-4-7583-1496-1

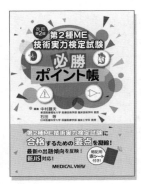

要点を凝縮したコンパクトサイズの対策本！

◎試験で特に頻出する内容を簡潔にまとめ，解説しています。
◎重要語句は赤字で示し，付録の暗記用赤シートで隠しながら学習することが可能です。

■ 編集　中村藤夫
　新潟医療福祉大学 医療技術学部 臨床技術学科 教授
■ 編集　石田　等
　日本医療科学大学 保健医療学部 臨床工学科 教授
■ A5 判・208 頁・定価 3,300 円（本体 3,000 円＋税）
　ISBN978-4-7583-2055-9

メジカルビュー社

〒 162-0845　東京都新宿区市谷本村町 2-30
TEL 03-5228-2050(代)
URL：www.medicalview.co.jp